Inhalt

ALOHA NUI LOA – MAHALO

Für Mutter Erde, die uns trägt.
Für das Feuer der Vulkane, das uns wärmt.
Für die Wellen des Meeres, die uns reinigen.
Für die Stürme der Lüfte, die uns bewegen.

Und für alle,
die die Schwingung der Liebe miteinander teilen.

UA OLA LOKO I KE ALOHA.
Liebe gibt Leben.

Maui, der hawaiianische Halbgott, war ein miserabler Fischer. Immer wieder verhöhnten ihn seine drei Brüder.

Maui revanchierte sich mit gemeinen Tricks. So tauschte er in einem unbeobachteten Moment die Angelschnüre aus und trieb allerlei Schabernack mit ihnen.

Als seine Brüder sich weigerten, weiter mit ihm angeln zu fahren, reiste Maui erbost in die Unterwelt. Er bastelte sich einen magischen Angelhaken aus den Gebeinen Verstorbener und versah sie mit einer absolut reißfesten Schnur aus Olona-Fasern.

Doch seine Brüder weigerten sich weiterhin, ihn wieder mitzunehmen. Erst als sie nur noch Pech beim Angeln hatten, ließen sie sich erweichen. Maui warf seinen magischen Haken aus und sprach einen Zauberspruch.

Radegundis Grüneberg
Oliver Driver

HUNA-HEILUNG

Die Kraft der eigenen Symbole

Schirner Verlag

Die Ratschläge in diesem Buch sind sorgfältig erwogen und geprüft. Sie bieten jedoch keinen Ersatz für kompetenten medizinischen Rat, sondern dienen der Begleitung und der Anregung der Selbstheilungskräfte. Alle Angaben in diesem Buch erfolgen daher ohne Gewährleistung oder Garantie seitens der Autoren oder des Verlages. Eine Haftung der Autoren bzw. des Verlages und seiner Beauftragten für Personen-, Sach- und Vermögensschäden ist daher ausgeschlossen.

ISBN 978-3-8434-5099-7

Radegundis Grüneberg & Oliver Driver
Huna-Heilung
Die Kraft der eigenen Symbole

Umschlag: Murat Karaçay, Schirner, unter Verwendung von # 52047145 (Videowokart) und # 136926521 (Aliaksei_7799), www.shutterstock.com
Redaktion: Janina Vogel, Schirner
Satz: Simone Leikauf, Schirner
Printed by: ren medien, Filderstadt, Germany

www.schirner.com

1. Auflage Juli 2014

Und schon fing der Meeresboden an zu beben. Die Angelschnur spannte sich, so als ob ein riesiger Fisch angebissen hätte. Zwei Tage lang zog etwas an der straff gespannten Angelschnur, die jedoch nicht riss. Das Meer tobte. Doch dann beruhigte sich alles wieder, und die Brüder begannen, die Leine einzuholen, Stück für Stück.

Maui verbot seinen Brüdern, den Fang anzuschauen, bevor er im Boot wäre, denn sonst wäre der Fang verloren gewesen. So wendeten die Brüder ihren Blick ab und zogen und zogen, und allmählich kam ein Stück Land am Haken zum Vorschein: Maui hatte Hawaii hochgezogen.

Doch einer der Brüder konnte nicht warten und drehte sich um. In diesem Moment zerbrach der Fang in acht Teile, und es entstanden die acht Inseln Hawaiis.

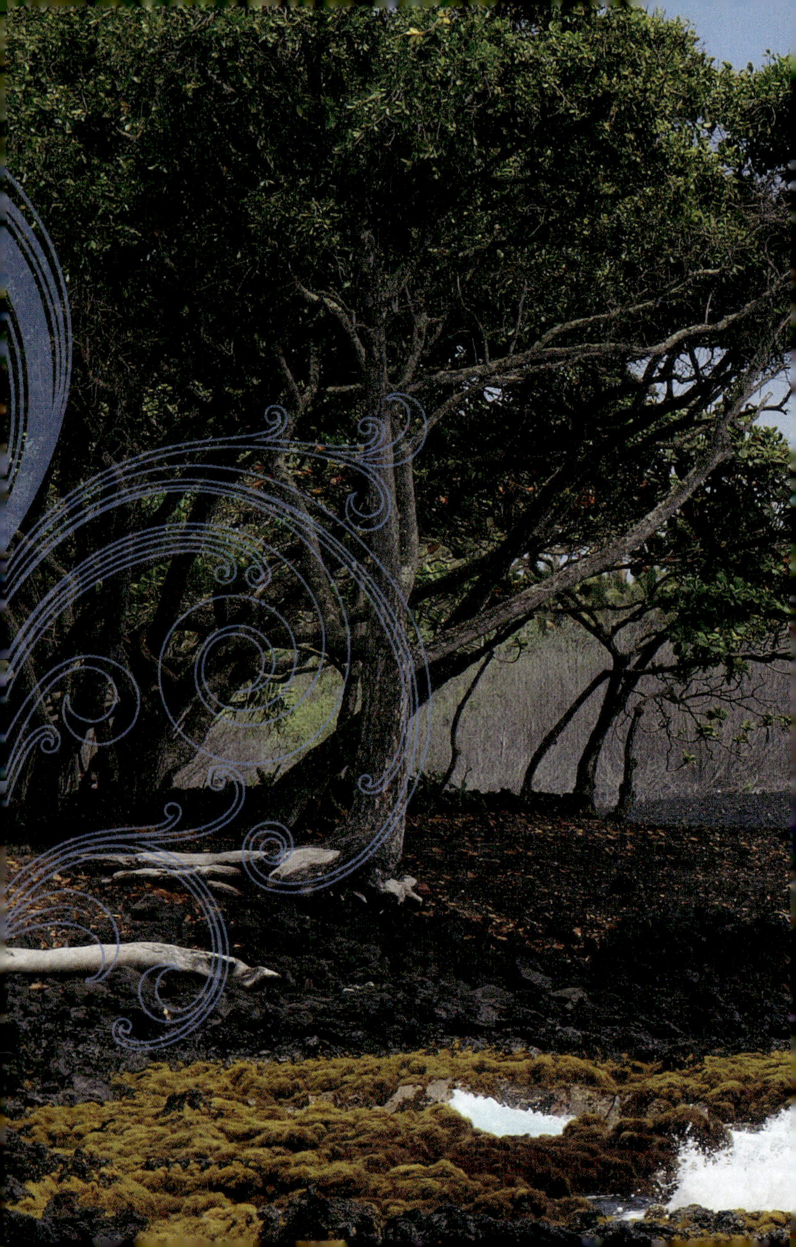

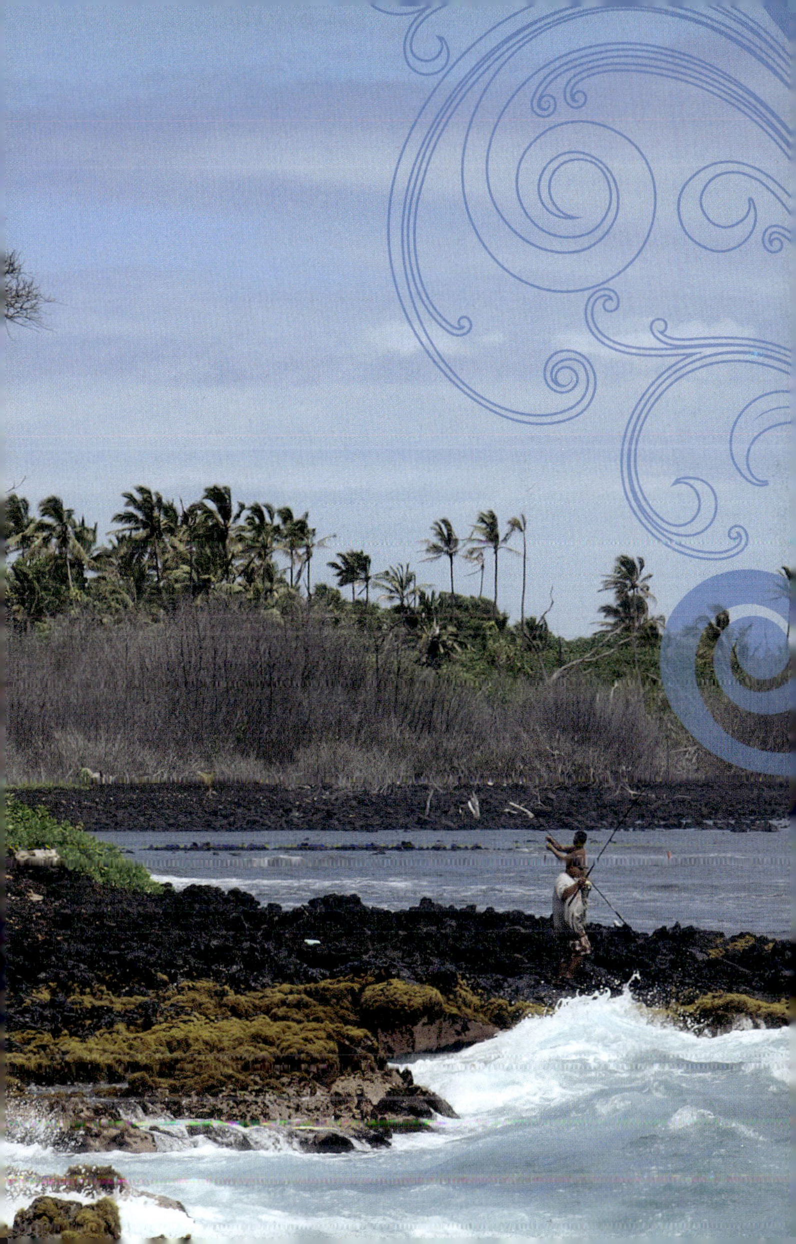

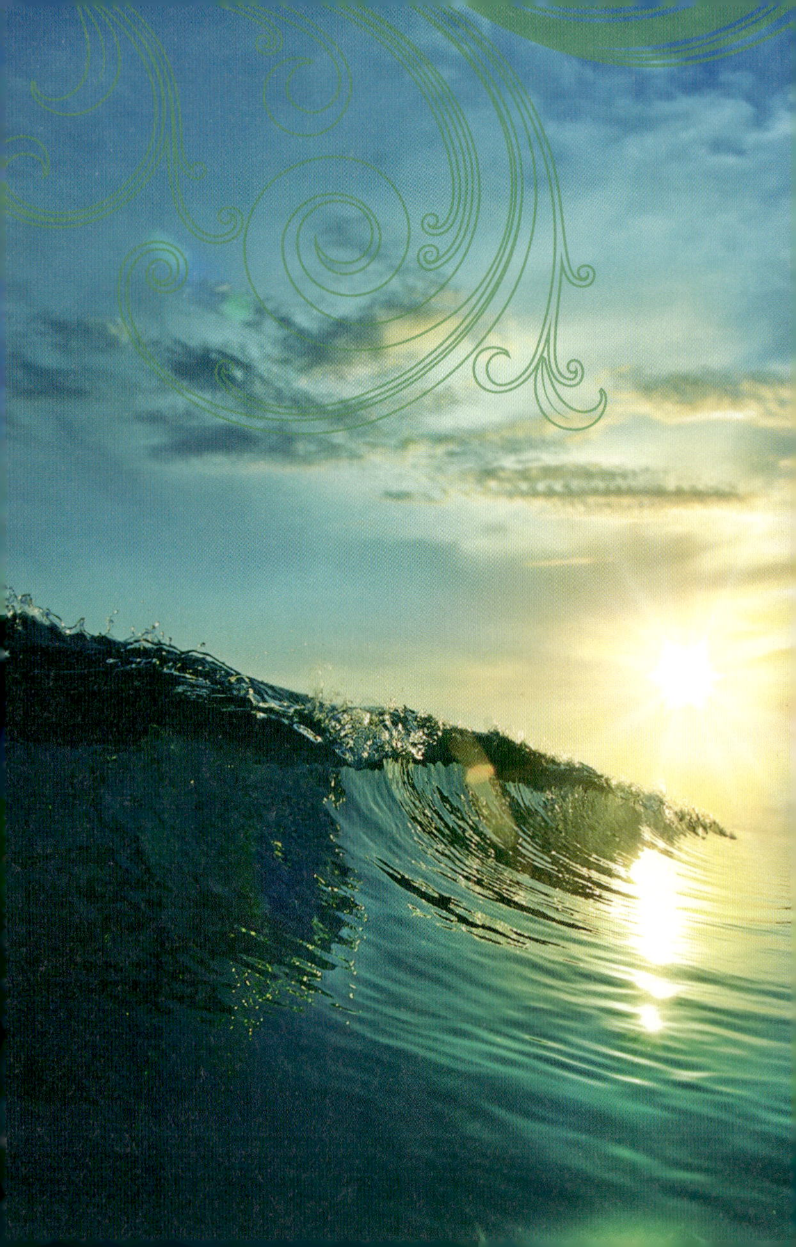

Bist du bereit?

*'IKE AKU, 'IKE MAI, KOKUA, AKO KOKUA MAI;
PELA IHO LA KA NOHONA 'OHANA.*

*Würdige andere, und werde gewürdigt,
hilf anderen, und lasse dir helfen;
das bedeutet Familie.*

ALOHA! – »Ich teile den Atem der Liebe mit dir« Die Hawaiianer sagen, dass nur der glücklich ist, der seinen Atem, seine Kraft, sein Leben mit anderen teilt. Wenn du deine Kraft und deine Energie verschenkst, so sagen sie, ist dies dein Weg zu einem glücklichen Leben. »Aloha« ist mehr als ein Lebensgefühl, es ist eine Lebensphilosophie. »Aloha« kann »Hallo« oder »Auf Wiedersehen«, »Liebe« oder »Fürsorge« heißen.

Hawaii steht aber nicht nur für Liebe, Leichtigkeit und Fernweh, sondern auch für Huna. Huna ist ein Weg der Heilung, der Spaß macht, und wirklich jedem Menschen erlaubt, seine nächsten Schritte zu erkennen und zu gehen. Huna ist einfach und wirkt – und das zeichnet es aus unserer Sicht aus. Du musst weder daran glauben noch musst du komplizierte Rituale und Techniken erlernen. Du machst es einfach.

Vielleicht hast du beim Lesen dieser ersten Zeilen ein Bild von Hawaii vor dir. Dort siehst du strahlendweiße Sandstrände mit vom Sturm gebeugten Palmen vor einer romantischen Dschungelkulisse, die von feurigen Vulkanen eingerahmt ist. Und wenn du liest, dass nächste Schritte zu gehen sind, hast du möglicherweise ein Paar Füße vor Augen, die einen Weg gehen, von dem du zwar noch nicht weißt, wohin er führen wird, den du aber immerhin schon sehen kannst.

All diese Bilder, die etwas in dir zum Klingen bringen, sind Symbole. Sie stehen für Sehnsüchte, Bedürfnisse, Projektionen, unerfüllte Wünsche – aber auch für Ängste und unsere vermeintlich dunklen Seiten. Bilder sind die Sprache unserer Seele, und Symbole sind immer auch Bilder.

Wir möchten dich in die Welt der Bilder und Symbole führen und dir zeigen, welche Heilkraft in ihnen steckt. Sicherlich hast du schon einmal verträumt in die Wolken geschaut und plötzlich eine Figur darin entdeckt. Wolken können zu Gesichtern, Tieren oder Pflanzen werden. Eine Wolke kann plötzlich viel mehr als nur eine Wolke sein. Auch im alten Hawaii sah man Wolken als Zeichen und Symbole. Somit wurden sie für die Menschen zu bedeutsamen Hinweisen. Die Kahunas, die schamanischen Meisterheiler Hawais und die Träger des alten Wissens, waren berühmt für ihre Kunst der Deutung von Omen und Orakeln.

Neben der Interpretation von Zeichen in der Natur bietet die Huna-Lehre einen bunten Strauß an Möglichkeiten, mit Symbolen zu arbeiten. Wir möchten dir in diesem Buch eine Auswahl dieser Übungen und Rituale an die Hand geben, sodass du die für dich passende Übung finden kannst. Wirksamkeit ist das Maß der Wahrheit! Nutze das, was dir guttut, lasse das, was nicht funktioniert. Auf dieses schamanische Prinzip werden wir später noch zurückkommen. Alles kann ein Symbol sein – muss es aber nicht. Etwas wird für dich zu einem Symbol, wenn du ihm die Macht dazu gibst. Wir möchten dir zeigen, wie du Symbole dazu ermächtigst, zu deinem Wegweiser zu werden. Dabei kann es sich um echte, materiell greifbare Dinge handeln, aber auch um visualisierte Dinge und Lebewesen, Spirits oder Energien, denen du im Rahmen von Traumreisen begegnest.

Bist du bereit? Bist du bereit, die Welt mit neuen Augen anzuschauen? Willst du die Dinge verstehen? Bist du bereit, mit uns auf eine Entdeckungsreise zu gehen und dich selbst neu zu erfahren? Wir möchten dich einladen, die Botschaften deiner Seele besser zu verstehen. Die Entschlüsselung deiner inneren Bilder ist kein Hexenwerk, sondern ein pragmatischer Weg der inneren und äußeren Veränderung.

Wir möchten an dieser Stelle unseren Lehrern danken, ohne die dieses Buch nicht möglich gewesen wäre. In erster Linie danken wir Dr. Serge Kahili King, der Huna für die westliche Welt wiederentdeckt hat und unser größter Impulsgeber war und ist. Auch Dr. Ihaleakala Hew Len ist ein wichtiger Lehrer für uns, genauso wie Max Freedom Long. Die Lehren des Kahuna Abraham Kawai´i können wir dir empfehlen, wenn du dich näher mit einer anderen Familientradition des Huna beschäftigen möchtest.

Eine wahre Geschichte

Karin[1], eine junge Frau Mitte zwanzig, litt unter heftig schwankenden Emotionen und einigen Ängsten. Sie fühlte sich dem Leben und ihren Erkrankungen hilflos ausgeliefert, sie hatte Angst vor der Zukunft und Angst davor, allein zu sein.

Sie unternahm eine geführte, interaktive Reise in ihren inneren Heilraum. Bei dieser ersten Begegnung lief sie unsicher auf einem Moosweg, da sie befürchtete, zu stürzen. Sie verwandelte den Weg in einen harten Sandweg, auf dem sie nun sicher weitergehen konnte. Vor ihr erschien in riesigen Buchstaben das Wort »Zukunft« – als Symbol für ihre größte Angst. Sie platzierte das Wort am Wegesrand, versah es mit einem Tor und pflanzte Rosen auf die Buchstaben. Bei zwei weiteren Besuchen musste sie die Rosen erneuern, bestreute sie mit Zucker und brachte Glitzersteine an. Dieses Bild hat sich danach nicht mehr verändert. Vor dem Wort war anfänglich Betonboden, doch mittlerweile wächst dort Rasen, den sie schon öfter mähen musste.

Als Symbol für ihre Hilflosigkeit trat ein kleines Kälbchen in Erscheinung, das sie fütterte und streichelte. Daraufhin gab es ihr ein Stück Seife, das die Hoffnung symbolisierte. Damit wusch sie sich in ihrer Traumreise. Beim zweiten Besuch dieses Symbols

1 Alle Namen in den Beispielen wurden geändert.

war aus dem Kälbchen eine Kuh geworden, die keine Hilfe mehr nötig hatte.
Als Symbol für ihre Angst vor dem Alleinsein erhielt sie ein Tau, welches lose vor ihr in der Luft schwebte. Sie veränderte das Tau zu einer glitzernden Luftschlange, die um eine Buche gehängt werden wollte. Beim zweiten Besuch zu dieser Thematik befand sich neben dem Baum eine Rose, die in der Luft schwebte. Diese Rose wollte mit der Erde verbunden werden. Ein Stängel wuchs aus dem Boden und verband sich mit dem Blütenkopf. Diese Rose blüht heute permanent in der inneren Bilderwelt der jungen Frau.
Ein schönes Symbol erhielt die Frau, als sie ihren inneren Heiler besuchte. Ihr erschien ein Kleid mit Blumenmuster. Als sie es näher betrachtete, wurden aus den Blumen Schmetterlinge, die aus dem Kleid flogen. Es waren viele kleine grüne Schmetterlinge, die für sie die Botschaft hatten, sich keine Sorgen zu machen. Das Kleid wurde lila, und die junge Frau hatte das Bedürfnis, es anzuziehen. Beim Verlassen des Heilraumes hätte sie es gern anbehalten. Nun trägt sie es immer, wenn sie ihre symbolische Bilderwelt besucht.
Inzwischen benötigt die junge Frau keine Begleitung mehr und besucht für die Arbeit mit Symbolen ihren inneren Heilraum einmal täglich.

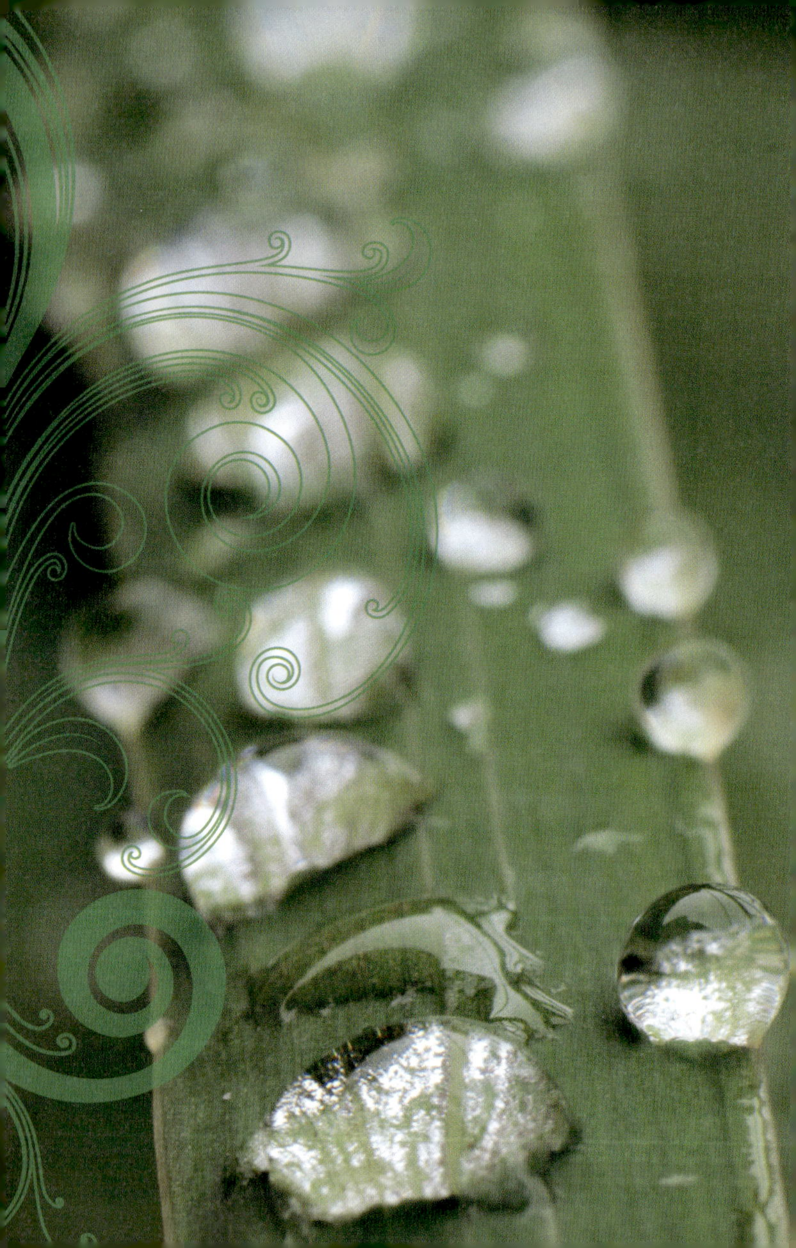

Tautropfen

HE KEHAU HO'OMA'EMA'E KE ALOHA.
Liebe ist wie frischer Morgentau.

Diese Übung entstand nach einer Idee von Ihaleakala Hew Len in einem Seminar. Sie heißt »Tautropfen«. Wenn Eis zu tauen beginnt, dann ändert es seinen Aggregatzustand. Etwas Festes, Kaltes, Starres erwärmt sich, wird flüssig und kann wieder fließen. Genauso können sich festgefahrene Gefühle, gestörte Beziehungen oder andere Probleme verhalten, wenn sie zum Tauen gebracht werden. Das Schmelzen des Eises in deinem Herzen erlaubt ein Wiedererscheinen deiner eingefrorenen Gefühle. Es lässt die Liebe wieder fließen, und du bist offen für neue Lösungen.

Schreibe das Problem, welches du lösen möchtest, mit Bleistift auf einen Zettel. Sprich dabei das Wort »Tautropfen« laut aus, und fahre anschließend mit einem Radiergummi über dein geschriebenes Wort. Du kannst dir dabei vorstellen, wie das Eis, welches dein Problem bisher eingefroren hat, sich nun langsam erwärmt, sich Tropfen für Tropfen auflöst und dein Problem damit freigibt. Wiederhole diese Übung mehrmals täglich.

Sei daraufhin achtsam im Alltag, und beobachte jede Änderung, die du bezüglich deines Problems wahrnehmen kannst. Begrüße die Veränderung!

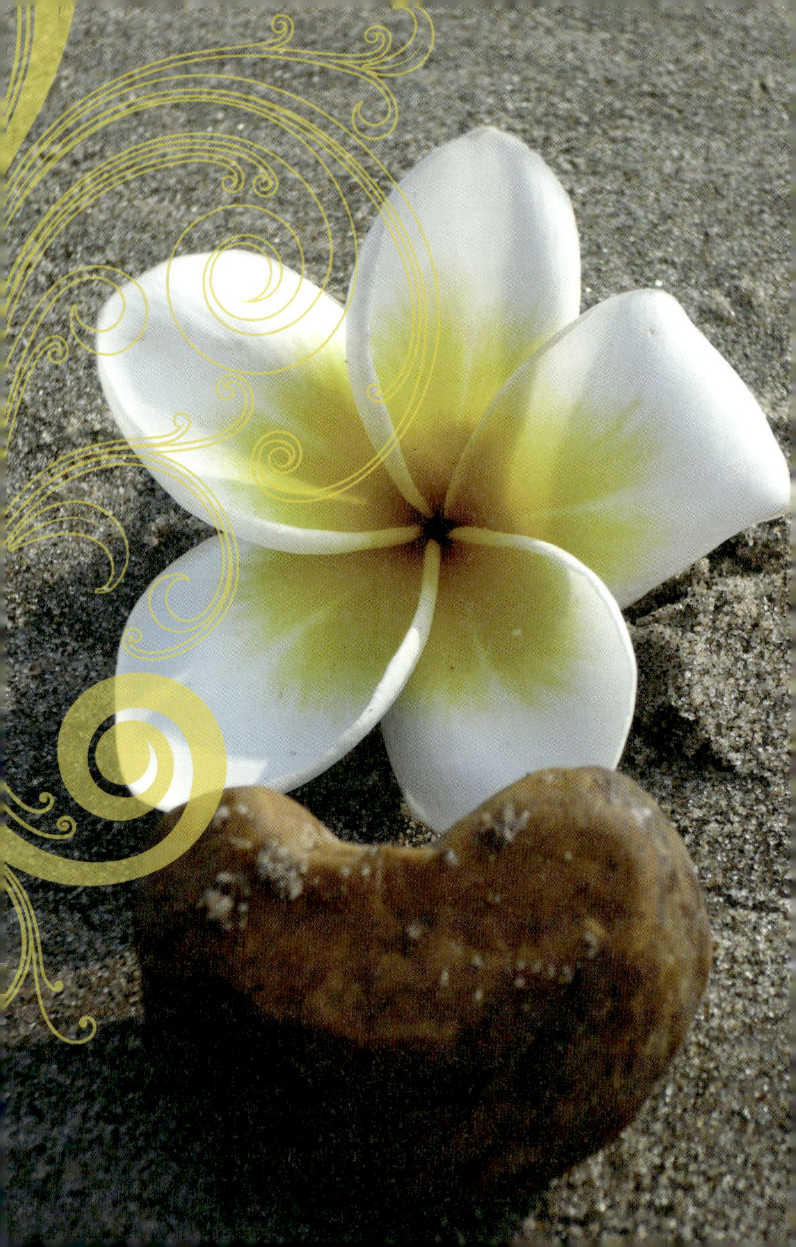

Huna kompakt

SEGNE DIE GEGENWART.
VERTRAUE AUF DICH SELBST.
ERWARTE DAS BESTE!

(Huna-Weisheit aus Hawaii)

Auf den nächsten Seiten möchten wir dir kurz die Grundannahmen der Huna-Lehre vorstellen. Solltest du dich damit bereits beschäftigt haben, blättere ruhig weiter zum nächsten Kapitel.

Die Basis dieses Buches ist die hawaiianische Huna-Philosophie. Die Lehren und die Heilkunde des Huna waren Bestandteil verschiedener Familientraditionen und wurden von Generation zu Generation weitergegeben. Die bekannteste dieser Familien ist die Kahili-Familie aus Kauai. Der westlichen Welt wurden die Ideen und Heilweisen der Huna-Lehre vor allem aber durch den amerikanischen Psychologen und Schamanen Serge Kahili King nähergebracht.

Die Hawaiianer versuchen, immer das Beste anzunehmen, zu erwarten und sich daran auszurichten. Sie sehen das Leben als pulsierenden Rhythmus und als fließende Bewegung, so, wie es der Hula-Tanz veranschaulicht. Das Ziel ist es, den eigenen Fluss, die eigene Liebe wiederzufinden. Der erste Schritt ist dabei die Achtsamkeit, ist das Bewusstwerden für den Moment: Was zeigt sich gerade in meinem Leben? Was für eine Botschaft könnte für mich dahinterstecken? Wie geht es mir damit? Was sagt mein Inneres dazu?

Wenn wir lernen, diese Botschaften anzunehmen, zu verstehen und unsere inneren Bilder zu harmonisieren, dann erreichen wir einen Zustand, der uns befähigt, unsere Probleme kreativ zu lösen. Wir verstehen, dass wir auf fast magische Weise mit allem, was ist, verbunden sind, und dass alles, was uns begegnet, mit uns selbst zu tun hat. Und wenn wir unsere inneren Bilder geheilt, harmonisiert haben, dann haben wir gleichzeitig auch etwas im Außen geheilt. Wenn wir uns verändern, verändert sich alles!

Die Huna-Lehre sieht die gesamte Schöpfung als eins an: Alles, was existiert, ist lebendig und Teil einer großen Familie. Die Familie, »Ohana« genannt, ist dabei sehr wichtig. Keinem Mitglied der eigenen Familie sollte willentlich etwas Böses zugefügt werden, denn jede Kritik, jeder Ärger und jede Wut, die du gegen andere richtest, richtet sich auch gegen dich selbst. Daher lautet das einzige Huna-Gebot: Verletze nichts und niemanden und schon gar nicht dich selbst.

Deswegen sagen Hawaiianer, wenn sie sich nicht mit »Aloha!« begrüßen, »Pehea kou piko« (»Wie geht es deinem Spirit?«) oder »Aloha kaua« (»Wie geht es uns?«). Sie wissen, dass es auf das Miteinander ankommt, auf die Beziehung. Die Werte Liebe und Harmonie stehen über allem: Gegenseitige Liebe ist essenziell, und Harmonie zwischen den Menschen oder mit einem selbst ist das Ziel vieler Rituale.

Im Hawaiianischen steht das Wort »Aloha« für Liebe. Der Aloha-Spirit beschreibt ein Lebensgefühl, allem mit

Anerkennung, Zuneigung, Freude, Respekt und Dankbarkeit gegenüberzutreten – eine für uns vielleicht ungewöhnliche Art zu leben. Auf fast jeder Rückseite der hawaiianischen Ortsschilder findet sich daher die Aufforderung »Live Aloha«, man schwört auf den Aloha-Spirit bei offiziellen Vereidigungen und zur Begrüßung und zur Verabschiedung verwendet man den Begriff »Aloha«. Zudem beschenken sich die Menschen zu allen möglichen Anlässen mit Blütenketten, den Leis, als symbolisches Zeichen der Verehrung. Es scheint, als ob überall auf Hawaii an die Kraft der Liebe erinnert werden soll.

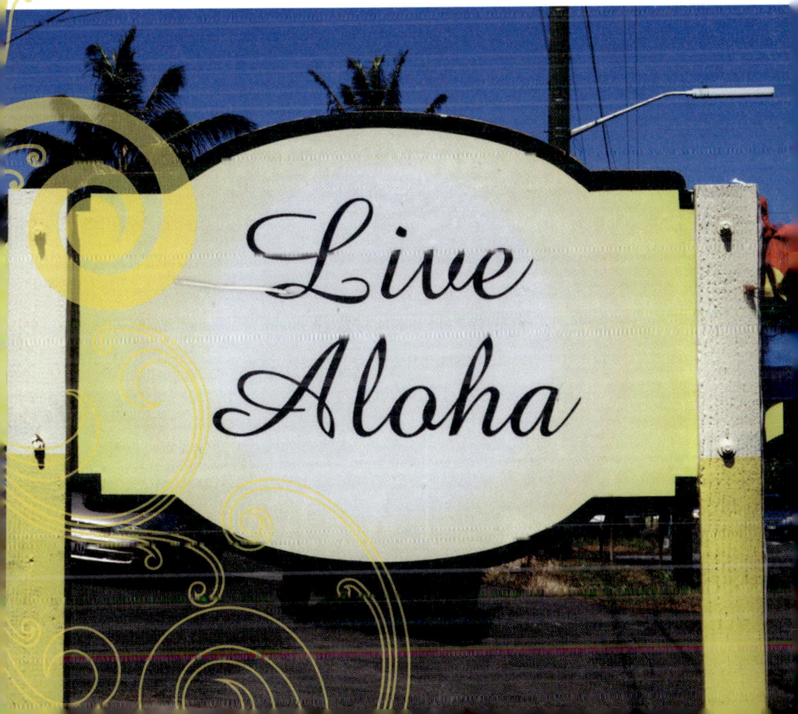

Aufgrund von Angst, Wut, Zweifel und Kritik kann ein Gefühl der Trennung entstehen, welches die Liebe verdeckt, sie vielleicht sogar unmöglich macht. Dagegen bauen Lob und Bekräftigung sie wieder auf und erneuern sie. Sie wird gestärkt und kann wachsen, denn die Energie folgt unserer Aufmerksamkeit. Wenn wir in unseren Beziehungen nun aber erkennen, wo die Fröhlichkeit, der Spaß, das Glück und das Abenteuer stecken, dann können wir unsere Liebe wieder wahrnehmen. Wir müssen nur das Kritisieren und das Verurteilen einer Situation bzw. einer Person abstellen und stattdessen z. B. unseren Partner für etwas Gutes, das wir an ihm schätzen, loben oder ihm ein Kompliment machen. Dann gelangen wir Schritt für Schritt wieder an den Punkt, an dem wir mit dem, was sich uns jetzt, hier und heute zeigt, glücklich sind.

Für Huna ist die gesamte Schöpfung ein großes Ganzes und in all ihren kleinsten Teilen lebendig. Sie kann mit uns kommunizieren, und jeder Stein, jede Pflanze und jedes Tier kann für uns zum wichtigen Hinweisgeber werden. Die Farbe einer Tapete ist nicht mehr nur eine Farbe, und selbst ihre Struktur wird zur Botschaft. Wir sind mit allem, was existiert, auf einer feinstofflichen Ebene verbunden. Auf dieser Ebene ist alles grenzenlos: Wir beeinflussen alles und werden beeinflusst. Und auch unser Körper, unser Geist und unsere Seele stellen Ebenen dar, die in einem Netzwerk miteinander verbunden sind. Wenn auf einer dieser Ebenen ein Problem existiert, hat dies Auswirkungen auf die anderen. Erreicht man auf einer Ebene eine Entspannung, eine Harmonisierung, so wirkt sich dies auf die anderen Ebenen aus. So kann z. B. ein körperliches

Problem günstig beeinflusst werden, indem eine Entspannung auf der mentalen Ebene erreicht wird, und ebenso kann ein Problem auf der mentalen Ebene durch eine Bewegung auf der körperlichen Ebene gelöst werden.

Auf Hawaii geht man davon aus, dass die meisten Probleme und Krankheiten durch eine permanente Anspannung entstehen, der natürliche Rhythmus von Anspannung und Entspannung ist nicht mehr gegeben. Ziel jeglicher schamanischer Intervention ist es daher, eine Entspannung auf einer Ebene zu erreichen und damit das gesamte System günstig zu beeinflussen. Dazu werden u. a. mentale Heilansätze verwendet, die mit Visualisierungen, Wörtern, inneren Bildern und Symbolen arbeiten.

Übung: Teste deine geistige Flexibilität

Bist du bereit für eine kleine Übung? Dann denke bitte jetzt an ein Problem, das dich aktuell beschäftigt und das du lösen möchtest!
Stelle dir vor, du stehst auf einem Weg und am Ende des Weges siehst du einen strahlenden, hellen Bereich, ein schönes, warmes Licht. Dort willst du hin, denn du weißt, dass dein Problem voll und ganz gelöst sein wird, wenn du den Weg zu Ende gegangen bist. Sobald du in dem hellen, strahlenden Bereich angekommen bist, sind deine Sorgen gelöscht.

Du gehst los – aber was ist das? Du stehst vor einer Barriere, vor einem großen Baumstamm! Schaue dich um: Wie kannst du diesen Baumstamm überwinden? Alles ist möglich, sei es, dass du über ihn hinüberkletterst, um ihn herumgehst oder einen Tunnel unter ihm gräbst. Ganz egal, wie – du überwindest diese Barriere.

Dann bist du wieder auf dem Weg und schaust in die Richtung des hellen Lichts. Bist du ihm schon näher gekommen? Ist der Weg nun frei? Oder zeigt sich eine neue Barriere? Wenn ja, überwinde auch diese, und gehe weiter.

Mache diese Übung sooft du willst. Gehe deinen Weg immer weiter, und überwinde jede Barriere, die sich dir zeigt. Es genügt, täglich eine neue Barriere zu überwinden. Eines Tages wirst du auf der hellen Lichtung angekommen sein. Wie sieht dein Problem nun aus? Ist es gelöst? Hat sich deine Einstellung zu diesem verändert? Reagierst du nun anders auf die Situation im Außen?

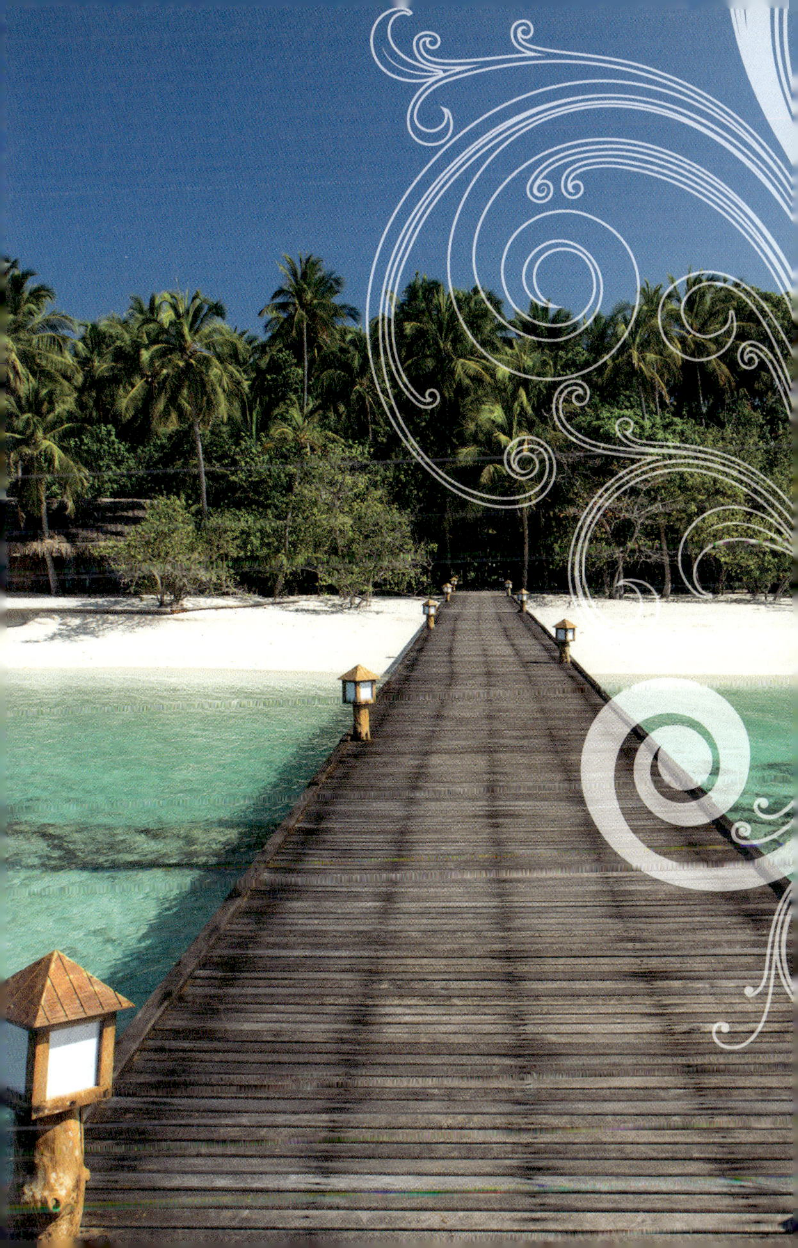

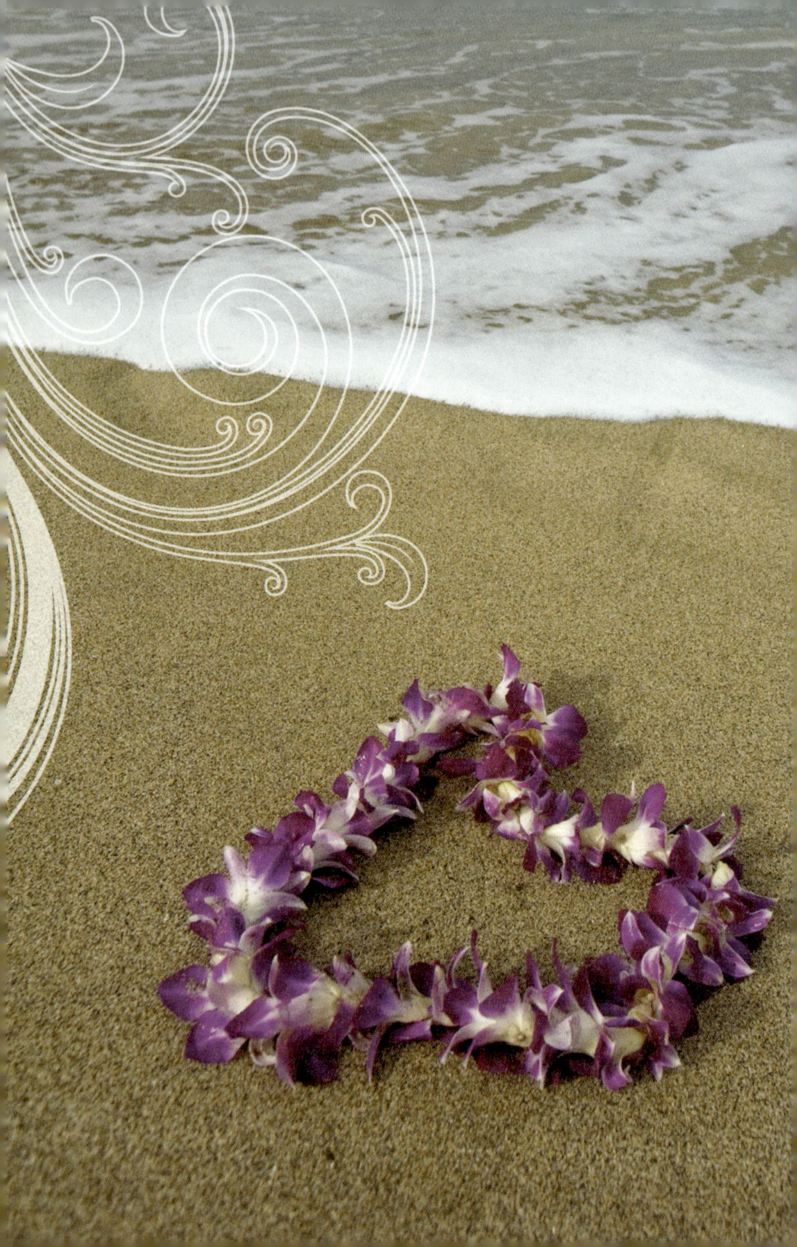

Die sieben zentralen Begriffe

'IKE NO I KA LA O KA 'IKE;
MANA NO I KA LA O KA MANA.
Es gibt eine Zeit des Wissens und eine Zeit der Macht.

Huna kennt sieben Aspekte des menschlichen Daseins:

Ku	ist das untere Selbst, das Körperbewusstsein, das Unbewusste, der Speicher allen Wissens und aller Erfahrungen.
Lono	ist der Verstand, das Tagesbewusstsein.
Kane	ist das höhere Selbst.
Iho	ist die Seele des Menschen.
Aka	bezeichnet den Energiekörper.
Mana	ist die Lebensenergie, die Kraft.
Kino	ist der reale, materielle Körper.

Huna betont, dass diese Aufteilung – genauso wie die noch folgenden sieben Prinzipien – nur ein Modell zum besseren Verständnis einer eigentlich nicht beschreibbaren inneren Welt ist. Allerdings ist es ein sehr gutes und praxisnahes Modell und entspricht in Teilen durchaus den Aussagen und der Aufteilung anderer Lehren. Kleine Unterschiede sind eher theoretischer Natur und können für unsere Zwecke vernachlässigt werden.

Ku, Lono und Kane bezeichnen in diesem Weltbild drei Aspekte unseres Selbst. Sie sind wichtig für die Arbeit mit Symbolen, und um die Funktionsweise der Übungen zu verstehen, solltest du den Zusammenhang dieser Aspekte verstanden haben.

Ku ist der Speicher all deiner Erfahrungen aus diesem und aus deinen vorherigen Leben. In Kombination mit deinen Genen prägt es dein Aussehen, dein Denken, deine Emotionen und dein Handeln. Stelle dir Ku als Hausmeister eines großen Speichers vor, in dem er alles aufbewahrt, was er für wichtig erachtet. Seine Entscheidungen fällt er anhand eines einzigen Kriteriums: der Emotionen. Wenn du etwas erlebst, was mit einer starken Emotion verbunden ist, so lagert er dieses Erlebnis ein. Dabei ist es absolut unerheblich, ob die Emotion gut oder schlecht, ob es große Freude, Liebe, Trauer oder Schmerz war. Woran kannst du dich in deiner Kindheit am besten erinnern? Wahrscheinlich sind dies besonders glückliche Momente – oder eben besonders schlechte. Alles, was belanglos war, was dich nicht berührt hat, hat den Hausmeister nicht überzeugt.

Ein weiterer wichtiger Aspekt des Ku ist, dass es keine Augen, keine Ohren, dass es keine Sinne hat. Es muss nehmen, was ihm das Gehirn als Signale in Form von Bildern liefert. Alles, was es vom Gehirn empfängt, ist für das Ku real. Wenn diese Bilder dazu an starke Emotionen geknüpft sind, lagert der Hausmeister diese Bilder ein. Dafür hat er sich ein praktisches Schubladensystem geschaffen, mit dem er die Dinge schnell wieder auffinden kann. Für alle Fälle des Lebens hat er eine Schublade eingerichtet.

Ein Beispiel: Du hast in der Schule mehrmals schlechte Erfahrungen mit Prüfungen gemacht, so hat der Hausmeister eine Schublade mit »Prüfungssituationen« beschriftet. Dort hat er eine Emotion, ein Glaubenssatz und eine Handlung oder Reaktion eingelagert. In diesem Fall hätte die Emotion Versagensangst, ein schneller Herzschlag oder ein Schweißausbruch und ein möglicher Glaubenssatz: »In Prüfungen versage ich immer!« sein können. Sobald du nun in eine annähernd ähnliche Situation kommst, hat Ku den Auftrag, aus seinem Speicher eine passende Handlung oder Reaktion zu suchen – und wählt natürlich eine, die bereits in der entsprechenden Schublade eingelagert wurde. Es meldet: »Das können wir nicht, Prüfungen sind nicht unser Ding, da versagen wir immer!« Du reagierst körperlich und schwitzt oder zitterst. Du kannst keinen klaren Gedanken mehr fassen und meinst, dass dir deine Vergangenheit dein heutiges Leben zerstört und du keine Chance hast, dies zu ändern.

Doch die hast du! Und nun kommen wir zu dem für das Verständnis unserer Arbeit wichtigsten Punkt: All das macht der Hausmeister nicht nur mit deinen tatsächlichen Erfahrungen, sondern auch mit den Bildern einer gelungen Visualisierung, einer Fantasie. Er nimmt sie für bare Münze und lagert sie ebenfalls in seinem Speicher ein. Und da Hausmeister Ku gern umlagert, wenn du ihm neues »Futter« lieferst, sortiert er negative Erfahrungen aus. Wenn es dir also gelingt, mit allen Sinnen eine erfolgreiche Prüfung detailliert zu visualisieren, so speichert Ku ab, dass dir Prüfungen liegen und du darin sehr erfolgreich bist. Sowieso speichert Ku immer eher eine positive Erfahrung als eine negative, wenn es die Wahl hat. Das klingt dir zu einfach? Richtig, so einfach ist es.

Lono ist dein Verstand, der all die Eindrücke im Außen, die du über deine fünf Sinne wahrnimmst, aber auch deine inneren Vorgänge verarbeitet. Lono ist das Verbindungsglied zwischen Ku und der äußeren Welt. Verwechsele es nicht mit einem Computer im Sinne eines Speichers: Lono ist nicht programmiert und hat aus sich heraus keine vorgegebenen Muster, Wege oder Prozesse. Es kann grundsätzlich frei entscheiden, wie es denkt und was es denkt. Allerdings benutzt es bei allen Fragestellungen, die an es herangetragen werden, das Schubladenlager des Ku. Der Haumeister erhält von Lono eine Anforderung: »Sag mal, liebes Ku, welche Erfahrungen haben wir in der oder der Situation gemacht? Was kannst du mir empfehlen?« und muss diese mit der entsprechenden Schublade bedienen.

Bitte beachte das Wort »empfehlen«! Bei allem, was Ku als Handlungsmöglichkeit an Lono liefert, handelt es sich um eine Empfehlung, nicht um einen Befehl oder eine nicht zu umgehende Regel. Es sagt eher: »Schau mal, Lono, so und so haben wir das immer gemacht. Prüfungen sind nichts für uns. Du brauchst darüber gar nicht nachzudenken, denn das wird wohl wieder nichts …« Doch Lono hat die Wahl, sich zu entscheiden: Vertraut es auf Ku oder überlegt es sich eine Handlungsalternative? Lono hat immer die Kraft, Ku zu überstimmen. Bewusstheit, Aufmerksamkeit, Achtsamkeit und Absicht sind die Kriterien, die darüber entscheiden, wie viel Kraft du deinem Lono gibst.

Wir Menschen haben die Möglichkeit, so zu leben, dass Lono frei nachdenken kann und nicht den Empfehlungen von Ku roboterhaft folgen muss. Kennst du bestimmte Situationen, in denen du dich auf eine Art und Weise verhalten hast, die *eigentlich* völlig unangemessen war, du aber trotzdem so gehandelt hast? Herzlichen Glückwunsch! Erkenntnis ist der erste Weg zur Besserung. Sobald du dir dessen bewusst und von nun an achtsam bist, hat Lono die Chance, zu reflektieren und andere Möglichkeiten zu entdecken. Nun liegt es an dir, neue Wege zu erproben, neue Erfahrungen zu sammeln und die alten Schubladen des Ku zu entrümpeln.

Sollte es dir also schwerfallen, anders zu handeln, so stelle dir die veränderte Handlung zunächst einfach nur vor. Erschaffe mit Imaginationen erst einmal neue Bilder, und biete sie deinem Ku an. Es wird nach und nach davon überzeugt werden und immer weniger Widerstand leisten.

Kane, als das höhere Selbst, ist die Verbindung zum Göttlichen. Es ist pure Kreativität und Schaffenslust. Es manifestiert die Gedanken des Lono in der materiellen Welt. Wenn du offen bist für eine Verbindung zu deiner göttlichen Quelle, kann Kane dir wichtige Impulse für dein Leben geben. Synchronizitäten, die bedeutungsvollen Zufälle des Lebens, erhältst du über Kane.

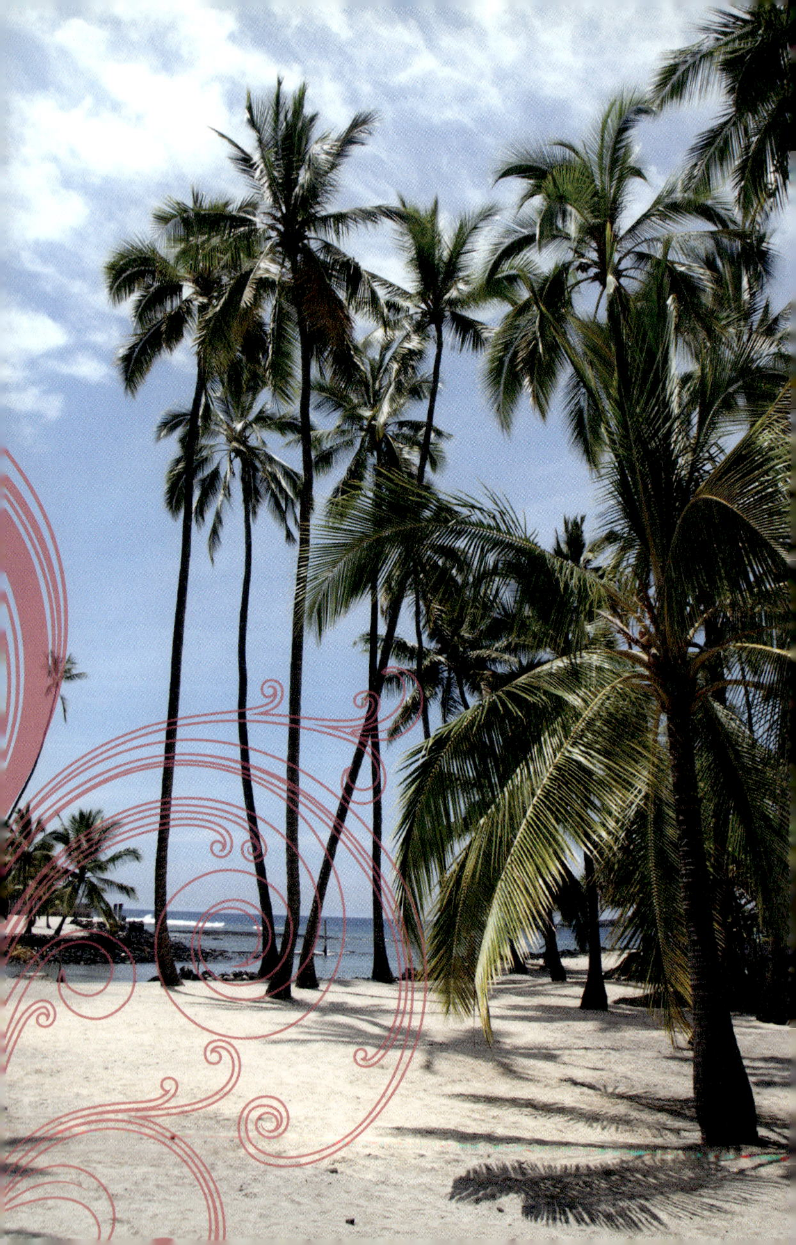

Die sieben Prinzipien

'UKULI 'I KA PUA, ONAONA I KA MAU'U.
Das ganze Gras duftet nach der kleinen Blume.

IKE	Die Welt ist so, wie du denkst, dass sie ist.
KALA	Es gibt keine Grenzen.
MAKIA	Energie folgt der Aufmerksamkeit.
MANAWA	Jetzt ist der Augenblick der Macht.
ALOHA	Lieben heißt, glücklich sein mit …
MANA	Alle Kraft kommt von innen.
PONO	Wirksamkeit ist das Maß der Wahrheit.

In diesen sieben Prinzipien findest du die Essenz vieler Weisheitslehren wieder. Das erste Prinzip »Ike« bedeutet »Achtsamkeit« oder »Gewahrsein«. Es lehrt uns, dass jeder mit seinem eigenen persönlichen Filter auf seine Welt blickt. Jeder von uns entscheidet aufgrund seiner persönlichen Geschichte, seiner eigenen Muster und Glaubenssätze, wie seine Welt aussieht, wie er seine Realität wahrnimmt und wie er seine Welt erlebt.

Neben der objektiven, der subjektiven und der ganzheitlichen Sicht auf die Welt existiert im Denken der Schamanen Hawaiis noch eine symbolische Sichtweise. Alles, was uns im Leben begegnet, egal, ob im Inneren oder im Außen, ist ein Traum, ein Symbol und hat eine Bedeutung, eine Botschaft für uns. Für die Schamanen ist jede Sicht auf die Welt gleich wahr, und sie nehmen jeweils diejenige ein, die zum Lösen eines Problems als die nützlichste erscheint.

Dein »reales« Leben ist genauso ein Traum, wie das, was du erlebst, während du schläfst. Dies bedeutet nicht, dass dein Leben eine Illusion ist, sondern, dass deine Träume viel realer sind, als du meinst. Mit deinen Gedanken entscheidest du, was sich in deinem Außen, in deinem Leben manifestieren kann.

Wenn man nun mit der symbolischen Brille auf ein Problem schaut, dann kann man dieses auch als etwas ansehen, das geträumt wird, wie z.B. den Traum, den vielleicht deine Schulter träumt, wenn sie schmerzt. Diesen gilt es nun positiv zu verändern, zu harmonisieren. Die Schamanen waren und sind davon überzeugt, dass ein Gedanke ein Bild oder eine Form in der objektiven Wirklichkeit erschaffen kann: Erschaffe mit veränderten Gedanken im Inneren veränderte Formen im Außen! Erinnere dich: Es gibt keine Grenzen, denn alles ist miteinander verbunden, alles ist auf einer höheren Ebene eins. Grenzen sind gedankliche Konstruktionen unserer menschlichen Existenz und nicht die Realität. Dennoch brauchen wir sie, um das Leben erfahrbar zu machen, denn nur durch Grenzen können wir uns in Bezug auf andere erleben. Grenzen sind daher wichtig zum Verständnis der Welt – ohne Grenzen gäbe es kein Erleben.

In unserer Arbeit ist das Prinzip »Makia« sehr bedeutsam. Es lehrt uns etwas Wichtiges: Energie folgt der Aufmerksamkeit, und Aufmerksamkeit folgt der Energie. Jeder Mensch weiß, dass er sich nur für fünf Minuten auf all das, was gerade furchtbar schlecht in seinem Leben läuft, konzentrieren muss, und es geht ihm noch schlechter. Dennoch erwischen wir uns immer wieder dabei. Doch natürlich funktioniert dies auch umgekehrt: Wenn ein Mensch sich genauso intensiv, wie im ersten Fall, nun auf das Positive, seine Erfolge, seine Fähigkeiten und die guten Momente konzentriert, geht es ihm zwangsläufig besser.

Durch diese Fokussierung gibst du Kane, deinem höheren Selbst, die Möglichkeit, mehr Positives in dein Leben zu bringen. Du hast die Wahl! Aus der Sicht der Kahunas, sind einer solchen Problemlösung keine Grenzen gesetzt. Wichtig für dich ist, genau zu formulieren und für dich zu klären, wohin die Gedankenreise gehen soll – denn du weißt nun: die Energie folgt der Aufmerksamkeit. Lege den Fokus auf das, was sein soll, und beschäftige dich nicht mit dem, was nicht sein soll. Wäre das nicht eine ideale Welt?

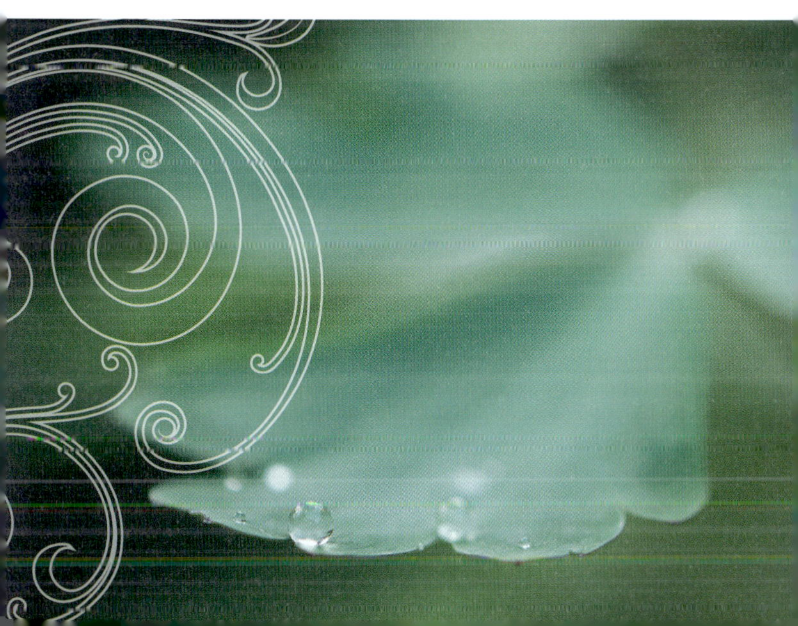

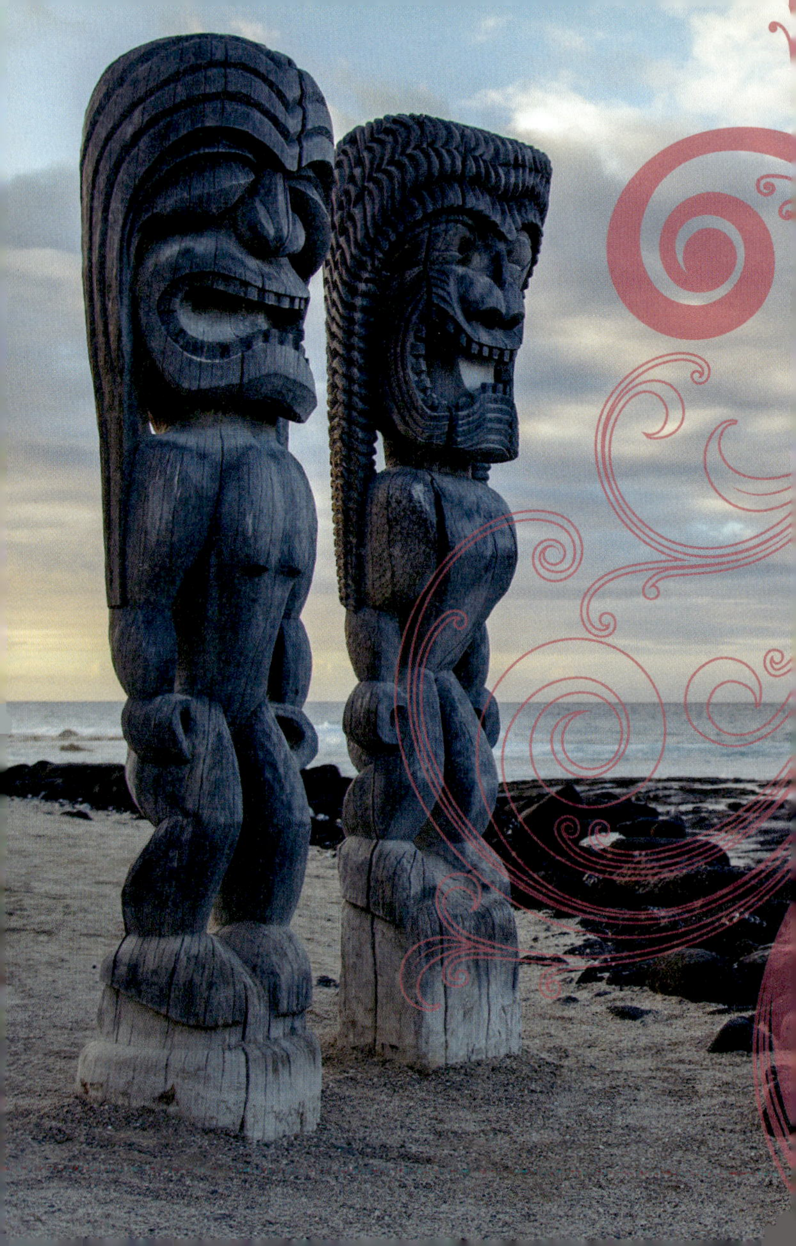

Ein Beispiel: Nehmen wir an, du würdest dich an deinem Arbeitsplatz (aus was für Gründen auch immer) nicht mehr wohlfühlen. Was bemerkst du, wenn du am Morgen ankommst, als Erstes? Die Dinge, die du dort schätzt, oder die Dinge, die dich quälen und dir auf die Nerven gehen? Welche Gedanken und Emotionen überwiegen bei deiner Arbeit?

Versuche nun, in Zukunft den positiven Teil zu nähren, zu stärken und zu vergrößern, z. B., indem du dem Guten und Schönen in deiner unmittelbaren Umgebung mehr Aufmerksamkeit schenkst. Dazu musst du dich auf den gegenwärtigen Moment konzentrieren und jede Analyse und Kritik vermeiden. Du wirst sicher etwas finden: Mache deiner Kollegin ein Kompliment für ihre schönen Schuhe, bemerke, wie bequem dein Bürostuhl ist, erkenne die Kompetenz deines Chefs, sein Unternehmen zu leiten und so für deinen Lebensunterhalt zu sorgen (auch wenn er menschlich vielleicht nicht dein bester Freund ist). Beginne täglich mit der Wertschätzung einer Sache, wiederhole sie am nächsten Tag, und erstaune, wie viele Dinge, die schön und gut sind, dir auffallen werden, wie viele Dinge du wieder anerkennen wirst! Selbst scheinbar unbedeutende Kleinigkeiten, wie die Schuhe der Kollegin oder der bequeme Stuhl, können so durch die zielgerichtete, konzentrierte Aufmerksamkeit zu heilenden Symbolen für dich werden.

Viele Dinge lassen sich nicht im Außen ändern (dein Chef ist eben dein Chef), was du immer ändern kannst, ist dein Fokus, deine Reaktion, dein Umgang mit den Gegebenheiten. Wenn du danach wieder weißt, warum du diese Stelle angenommen hast und was dich am Anfang dort begeistert hat, dann hilft es dir, mit dem, was du dort vorfindest, glücklich zu sein. Du hast die unbegrenzte Kraft und Energie dazu!

Jetzt ist der Augenblick der Kraft! Du lebst im Hier und Jetzt, nicht in der Vergangenheit und nicht in der Zukunft. Weder macht es Sinn, sich eine Zukunft der Katastrophen basierend auf deinen Ängsten auszumalen, noch solltest du dir die besseren Zeiten immer nur in der Zukunft vorstellen. Die Zukunft ist nie im Hier und Jetzt, und du kannst das Hier und Jetzt niemals verlassen. Du hast die Möglichkeit, jeden Tag neu zu erschaffen, indem du präsent bist und bewusst dein Leben lebst. Ein Aspekt des Jetzt ist, dass deine Kraft mit deiner Aufmerksamkeit, deiner Gegenwärtigkeit, zunimmt. Ein Stichwort hierzu könnte »Gedankenpflege« sein. Wer seine Gedanken in Trübsal, Selbstmitleid und Lähmung ertrinken lässt, wer in der Vergangenheit wühlt oder sein Glück nur in der fernen Zukunft sieht, der betreibt keine Gedankenpflege. Die Kraft, die eigene Wirklichkeit zu gestalten, nimmt dabei so rapide ab, dass es für einen solchen Menschen kaum eine Möglichkeit der Veränderung zu geben scheint. In dem Moment aber, in dem er sein Gewahrsein auf den jetzigen, gegenwärtigen Augenblick lenkt, wächst sein schöpferisches Potenzial ins Unermessliche!

»Aloha« ist Sinnbild Hawaiis. Wer an Hawaii denkt, hat den Begriff »Aloha« im Kopf und Blütenketten vor Augen. Wie alle hawaiianischen Worte hat auch »Aloha« je nach dem Zusammenhang, in dem es gesprochen wird, zahlreiche Bedeutungen. Im Kern bedeutet es, wie du bereits weißt, Liebe. Liebe, durch die wir uns mit allem verbunden fühlen. Ganz im Gegensatz zu unserem westlichen

Denken sagen die Hawaiianer nicht, dass wir uns zuerst selbst lieben müssen, um andere zu lieben, sondern sie sehen es genau umgekehrt: Liebe deine Nächsten und du wirst lernen, dich selbst zu lieben. Nichts geht den Hawaiianern über die Familie und die Gemeinschaft. Wenn jeder seine Liebe an andere weitergibt, so erhält jeder auch von allen anderen Liebe. Wo Liebe gelebt wird, können Angst, Wut, Trauer, Hass und Zweifel nicht existieren – denn wenn du liebst, kann du nicht mehr urteilen und bewerten. Jedes Bewerten zerstört die Liebe. Doch so, wie die Liebe zunimmt, so nehmen die negativen Emotionen ab.

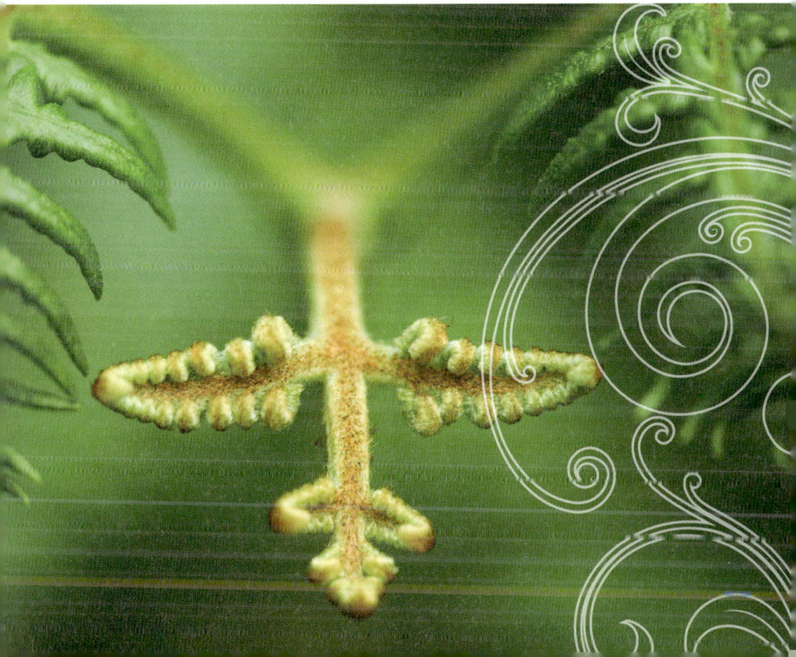

Die alten Hawaiianer sahen alles Leben als eine Bewegung an: manchmal langsamer fließend, wie in einem Stein, manchmal schneller, wie in einem Tier, oder noch schneller, wie im Licht. In allem, was existiert, gibt es eine starke verbindende Kraft, die auf Hawaii »Mana« heißt: »Alle Kraft kommt von innen«. Ein starker, frei fließender Fluss dieser Lebenskraft ist ein Zeichen für körperliche Gesundheit. Ein blockierter Fluss der Lebensenergie kann hingegen zu Müdigkeit, Abgeschlagenheit, depressiven Verstimmungen und sogar zu Erkrankungen auf körperlicher Ebene führen. Die Harmonisierung der inneren Traumbilder ist ein Weg, diese Blockaden aufzuheben und wieder mehr Lebenskraft fließen zu lassen.

Ist es nicht wundervoll, zu wissen, dass wir alle Kraft der Welt in uns haben, um unser Leben zu verändern? Du erschaffst dein Erleben mit deinen Gedanken. Du entscheidest, ob du unglücklich bist – oder glücklich. Deine heutigen Gedanken und Absichten bestimmen dein morgiges Leben. Kraft entsteht durch Autorität, und Autorität ist im Huna wichtig, da die Rituale und Übungen nur so eine Wirkung haben. Nur wer Autorität besitzt, wird sein Ku davon überzeugen, einen neuen Weg einzuschlagen.

Und wenn du merkst, dass du auf einem Weg, den du eingeschlagen hast, nicht weiterkommst: Verliere nicht das Ziel aus den Augen, sondern schlage nur einen anderen Weg ein. Mache einfach etwas anderes! Die sieben Prinzipien helfen dir dabei: Du gehst wieder zu »Ike« und änderst deine Sicht auf die Dinge. Du lenkst die Energie auf das gewünschte Ergebnis. Du richtest deinen Fokus darauf, weil du die Kraft dazu hast. »Pono« bedeutet Harmonie: »Wirksamkeit ist das Maß der Wahrheit«. Wichtig ist nur das, was für dich funktioniert, und nicht für uns.

Es gibt (mindestens) immer noch einen anderen Weg, etwas zu tun. Wenn eine Methode nicht funktioniert, wähle eine andere. Wenn du für dich einen Weg gefunden hast, dann bleibe bei diesem – auch wenn andere dich vielleicht für verrückt erklären.

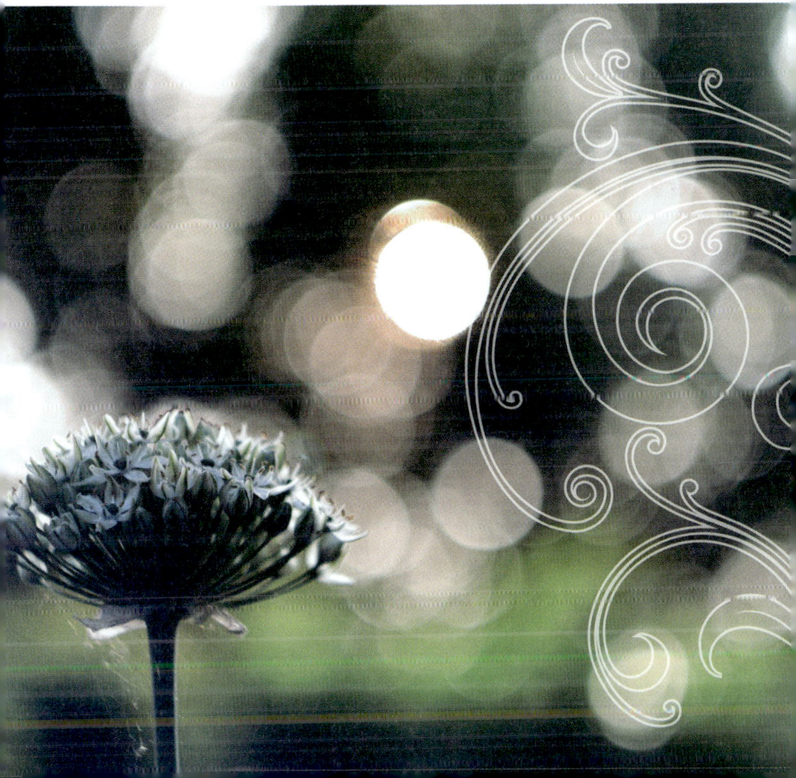

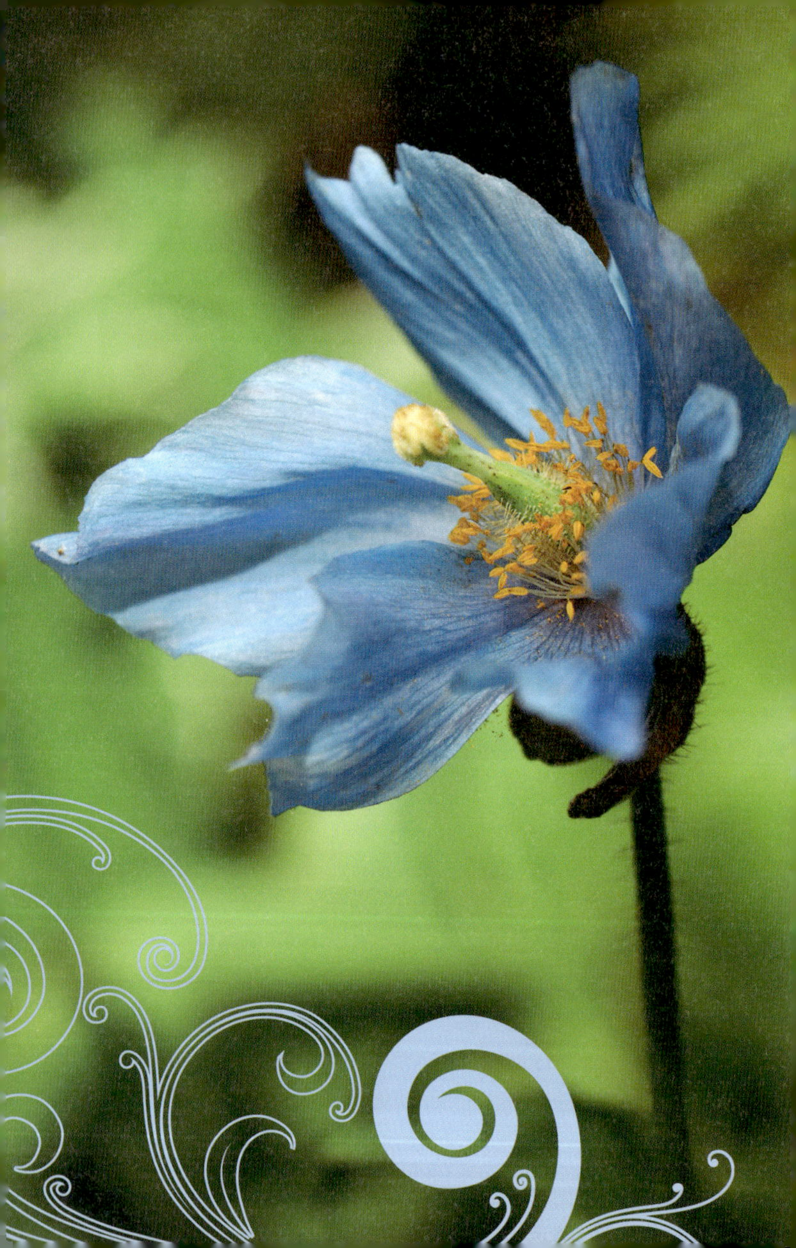

Die Kraft der inneren Bilder

WELA KA HAO!
Schmiede das Eisen, solange es heiß ist!

Schon immer wussten die Schamanen, die ältesten Heiler der Welt, wussten um die Kraft der inneren Botschaften, die sie zu Heilzwecken bewusst und zielgerichtet mit äußeren Ritualen und Symbolen verbanden. Heute arbeiten viele Coaches und Therapeuten mit Visualisierungsübungen und Mentaltraining, ohne zu ahnen, dass dieses Wissen zum einen uralt ist, zum anderen bis heute in der schamanischen Welt überlebt hat.

Die inneren Bilder können ein Anstoß für Selbstheilungsprozesse sein – sie können aber auch umgekehrt wirken. Vielleicht hast du als Kind gelernt, dass man krank wird, wenn man barfuß durch den Schnee läuft oder wenn man an einem offenen Fenster im Durchzug sitzt? Dein Unterbewusstsein hat sich dies gemerkt und als Symbol den Satz »Vorsicht, Erkältungsgefahr!« gespeichert. Was denkst du, wie dein Körper beim nächsten geöffneten Fenster reagieren wird? In Tibet lernen die Kinder übrigens, dass im Winter nur der Kopf nicht kalt werden darf – und laufen barfuß durch die größte Kälte …

Bilder sind kraftvoll, weil sie das Unterbewusstsein, das Ku, direkt ansprechen. Innere Bilder sind die in der DNA, in den Zellen und im Gehirn abgespeicherten Informationen und Muster. Diese Bilder bestimmen dein Denken, Fühlen und Handeln. Alles, was du denkst, basiert auf inneren Bildern.

Bei einfacheren Lebensformen als der des Menschen sind diese Muster nur in der DNA abgebildet. Sie stellen eine Art Handlungsmuster des Lebewesens dar, das erst durch diesen inneren Plan von dem, wie es sein müsste oder werden könnte, lebendig wird. All seine Reaktionen auf störende Einflüsse von außen dienen dann dazu, die vorherige Ordnung wiederherzustellen. So kann eine Pflanze in den meisten Fällen nichts tun, wenn ihre Existenz bedroht wird – denn auch wenn viele Pflanzen hochinteressante Überlebensstrategien entwickelt haben, sind sie zu einer »intelligenten« spontanen Reaktion nicht fähig.

Erst durch die Entwicklung des Gehirns wurde es möglich, diese instinktiven und weitestgehend automatischen Muster zu durchbrechen: Reagiert der uralte Teil des Gehirns, das »Reptiliengehirn«, immer noch rein instinktiv und unbewusst, so haben wir Menschen durch den Neokortex heute die Möglichkeit, erst nachzudenken und dann zu handeln. Das Gehirn ist eben in der Lage, selbst innere Bilder zu generieren und zu speichern. Du lernst nicht mehr sehr langsam, indem du deine genetischen Erbanlagen veränderst – was, wie wir anhand der Evolutionsgeschichte sehen können, sehr, sehr lange dauern kann –, sondern Lernen wird auf einer weiteren Ebene möglich. Dein Gehirn als ein Werkzeug Lonos kann neue Bilder generieren und im Ku verankern. Diese neuen Erfahrungen wirken sich bis auf die Ebene der Gene aus. Neue Gensequenzen werden aktiviert, andere stillgelegt.

Wie du weißt, wirken Visualisierungen am besten, wenn du alle Sinne integrierst und insbesondere den Erfolg und die Freude am Erreichen des gewünschten Ziels klar »spürst«. Nur wenn eine emotionale Komponente vorhanden ist, wird das Erregungsmuster stark genug, um sich im Gehirn in jene Areale auszubreiten, die für die Bewertung des Wahrgenommenen zuständig sind –, und dann kann das, was du siehst (oder hörst …) in dein Bewusstsein dringen. Je mehr du emotional involviert bist, desto bewusster wird dir eine Wahrnehmung. Wenn deinem Gehirn nun immer wieder nur das neue Bild vorgespielt wird, verblassen die alten Bilder irgendwann. Die Hawaiianer würden sagen, dass Lono dein Ku davon überzeugt hat, dass es eine bessere Lösung gibt. Der Neurologe würde hingegen sagen, dass sich Nervenzellennetzwerke, die nicht gebraucht wurden, langsam zurückgebildet haben. Beide meinen das Gleiche.

Du weißt nun, dass Worte, Gedanken, Ideen, innere Gefühle sehr kraftvoll sind. Sie sorgen dafür, dass du deinen Mustern entsprechend reagierst. Die gute Nachricht ist, dass dein Unterbewusstsein lernfähig und -willig ist. Es vermag die alten Bilder durch neue zu ersetzen und es kann neue Emotionen dazuspeichern und so andere Glaubensmuster erzeugen, die dein Bewusstsein dann später passend in eine Handlung umsetzt.

Wenn Ku sprechen könnte, würde es dir vielleicht Folgendes sagen:

»Hallo, ich bin dein Unterbewusstsein, auf Hawaii nennt man mich Ku. Du kannst mir aber auch gern einen anderen Namen geben, einen, der dir besser gefällt. So kannst du mich direkt ansprechen, und unsere Kommunikation geht schneller und einfacher. Ich bin zuständig für deine Erinnerungen. Ich helfe dir, Fertigkeiten und Gewohnheiten zu entwickeln. Ich bin die Quelle deiner Emotionen. Wenn dir etwas im Außen begegnet, dann gehe ich in mein Lager und schaue nach, was ich darüber finde. Ich habe Zugang zu deinem Körper- und zu deinem Lerngedächtnis. Ich weiß, wie du früher in einer ähnlichen Situation gehandelt hast und weiß, wie es andere tun. Sicherlich ahnst du schon, dass ich zudem die Möglichkeit habe, auch auf etwas, das ihr das kollektive Gedächtnis nennt (C. G. Jung bezeichnet es als das »Kollektive Unbewusste«), zurückzugreifen. Auf dieses haben die Kus aller Menschen Zugriff. Dort existiert ein großes Lager mit gesammelten Erlebnissen, Emotionen und Regeln. Insbesondere in deinen Träumen schicke ich dir vieles aus diesem.
Ich schaue nach, welche Erinnerungen vorhanden sind, um eine entsprechende Handlung und Reaktion auf eine Situation meinem Partner Lono, dei-

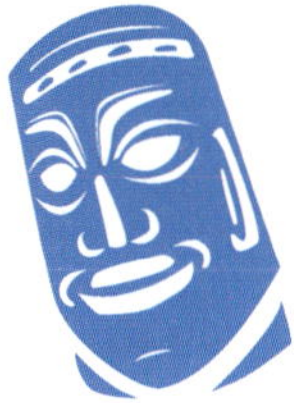

nem Verstandesaspekt, vorzuschlagen. Ich stelle ihm ständig Ideen, Bilder und Gefühle zur Verfügung, aus denen er als dein Bewusstsein eine Handlungsalternative auswählen kann, die ich dann wiederum ausführe. Erst durch mich nimmt Lono Erlebnisse wahr und entscheidet sich für eine Reaktion. Wenn es gut läuft, dann hört er manchmal noch auf die Stimme deines dritten Aspektes, deines Geistes. Auf Hawaii nennt man dieses höhere Selbst Kane, seine Stimme ist die Intuition.

Ich, dein Ku, versuche, immer jene Erinnerung auszuwählen, welche mit der stärksten Intensität in meinem Lager archiviert worden ist. Die Intensität hängt von dem Maß deiner emotionalen Reaktionen ab, die du während des Erlebens gehabt hast. Doch ich versuche dabei immer, die angenehmste, harmonischste Lösung für uns, für deine Persönlichkeit, zu finden.

Ich höre dir gern zu, bin offen für jede neue Erinnerung, für jedes neue positive Erleben und hebe sie gern für dich auf. Ich kann dies tun, weil ich für deine Sinneswahrnehmungen zuständig bin. Außerdem steuere ich deine unbewussten Reaktionen und dein Körpergefühl.

Ich vermeide gern Schmerz und liefere dir lieber entspannende Handlungsmuster. Das gelingt mir nicht immer, sodass ich mich manchmal nur für den weniger unangenehmen Schmerz entscheiden kann. Dann schicke ich dir bspw. eine Erkältung, damit du nicht zur Arbeit gehen musst, dich ausruhen kannst und so einer ernsthafteren Erkrankung entgehst. Gern hätte ich dir etwas anderes geboten, habe aber in meinem Lager nichts gefunden. Die Idee dazu kam mir, als ich das geöffnete Fenster in deinem Büro gesehen habe!
Ich bitte dich daher, nun häufiger mit mir zu reden. Erkläre mir, was du willst, was ich dir liefern bzw. was ich deinem Bewusstsein, dem Lono, vorschlagen soll. Schaffe neue Erinnerungen für mein Lager. Dabei ist es mir egal, ob es dein körperliches Erleben ist, oder du etwas im Außen von anderen hörst. Ich nehme alles persönlich und speichere es für dich. Je mehr positive emotionale Erinnerungen du mir für mein Lager gibst, desto mehr Handlungsalternativen kann ich heraussuchen! Gern lasse ich mich von dir von neuen Erinnerungen überzeugen und sortiere alte aus!«

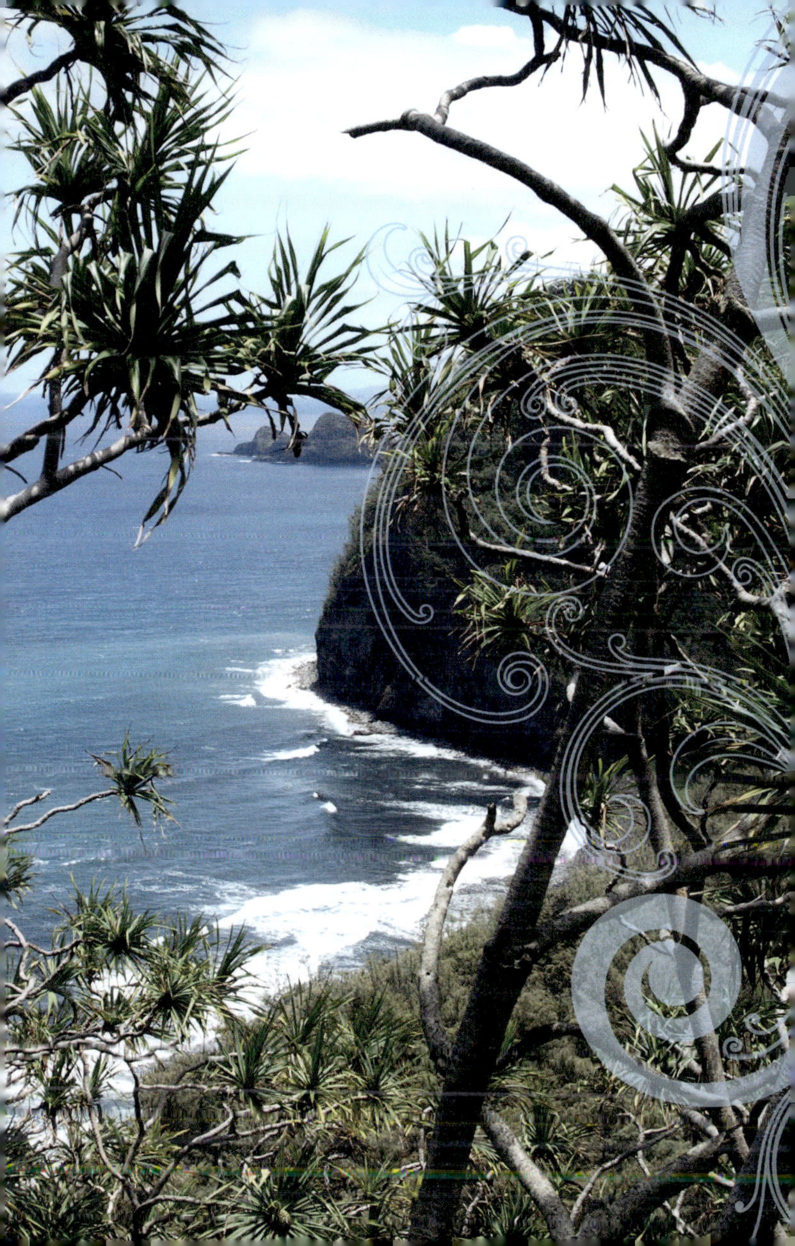

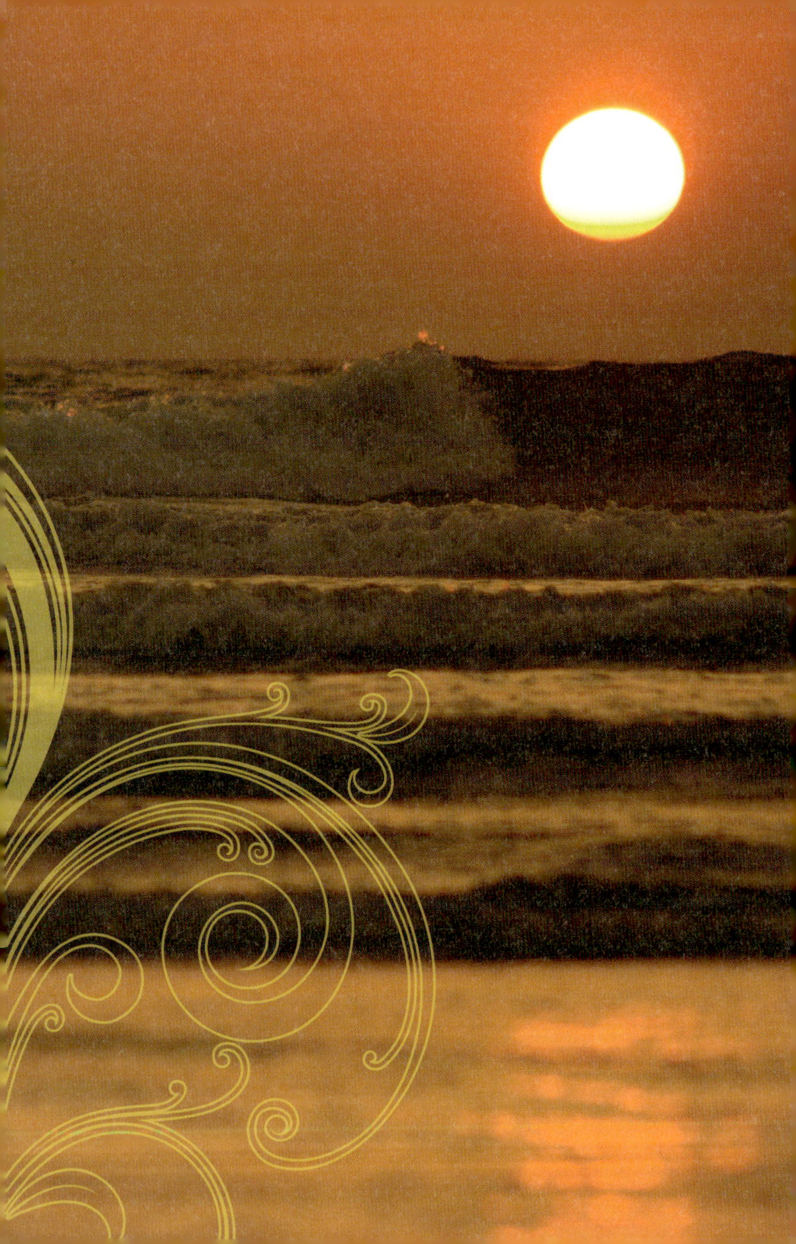

Kraft tanken aus dir selbst

'A 'OHE LOKOMAIKA'I I NELE I KE PANA'I.
Keine gute Tat wird nicht belohnt.

Es geht in der Huna-Philosophie darum, die Verantwortung für das eigene Fühlen, Denken und Handeln zu übernehmen. Zwar können wir Gefühle und Gedanken nicht einfach bewusst stoppen, doch ein wenig Gedankenpflege ist möglich.

In unserer Arbeit treffen wir immer wieder auf Klienten und Patienten, die ein ernsthaftes geistiges oder körperliches Problem haben, und für die wir oft die letzte Hoffnung sind. Sie waren bei einigen Ärzten, die ihnen aber nicht helfen konnten. Und bei seelischen Themen gehen einige Menschen generell lieber zu einem Schamanen, da sie befürchten, dass ein Therapeut sie als psychisch krank einstufen würde.

Nun sitzen sie vor uns und wollen etwas »weggemacht« haben, egal, wie. Und da beginnt regelmäßig unser Problem, und zwar das Thema »Selbstverantwortung«. Natürlich kann man auf energetischer Ebene vieles heilen. Jeder Schamane kann – wie so viele andere Heiler – etwas »wegmachen«. Leider ist diese Art der Heilung aber oft nicht nachhaltig, wenn der Klient sein Leben danach nicht verändert.

Wir legen großen Wert darauf, dass jeder Klient erkennt, dass er nicht von unsichtbaren Mächten gesteuert wird, sondern immer noch selbst entscheidet, in welche Richtung er sich entwickeln möchte. Lono ist Ku übergeordnet! Lono darf anders handeln, auch wenn Ku vielleicht etwas Altbewährtes vorschlägt. Natürlich ist es nicht immer einfach, alte Verhaltensmuster und Glaubenssätze zu verändern, denn wer jahrzehntelang bestimmte Muster gelebt hat, der glaubt, dass er sich nicht von heute auf morgen ändern kann.

Schaue dir nur all die Fleischesser an, die sich ein glückliches Leben ohne Fleisch nicht vorstellen können – dennoch ist es möglich! Jeder ist selbst der Künstler seines Lebens, und wer es partout nicht schafft, seine Kunst zu leben, der sollte sich noch heute Unterstützung holen. Wir und viele andere arbeiten daran, die Menschen zu befähigen, ihr Leben eigenverantwortlich zu führen, und dies beginnt immer damit, zu Einhundertprozent die Verantwortung für sein Leben zu übernehmen – auch wenn es anfangs nicht immer einfach ist, die gewohnte Rolle aufzugeben.

Sobald du Verantwortung übernimmst, wirst du nach und nach spüren, dass dein Einfluss auf die Dinge des Lebens wächst. Du wirst entdecken, dass du viel mehr Kraft in dir hast, als du dachtest. Du wirst sehen, dass viele Fähigkeiten, die du dir nie zugetraut hättest, nur in dir geschlummert haben – und es liegt an dir, diese Ressourcen zu wecken und mit Leben zu füllen. Du und jeder andere Mensch auf dieser Erde hat alle Fähigkeiten und Ressourcen, die er braucht, um ein glückliches Leben zu führen. Wer mit etwas nicht glücklich ist, weiß dies nur, weil er irgendwo in seinem Inneren eine Vorstellung davon hat, wie es sein *könnte*.

In der folgenden Übung wirst du erleben, wie es wäre, vollständig zu sein. Du bekommst einen Vorgeschmack davon, wie du sein könntest, wenn du dein ganzes Potenzial leben würdest. Du bist kein Opfer deiner Kindheit, du bist kein Opfer äußerer Umstände. Du bist der Gestalter!

Übung: Dein perfektes Selbst

Suche dir in deinem Haushalt drei Gegenstände, die du mit einer Hand greifen kannst. Dies kann ein Salzstreuer, eine Spielzeugfigur, ein Stein o. Ä. sein. Der erste Gegenstand steht symbolisch für dein heutiges Selbst, der zweite für ein Ziel, ein aktuelles Problem oder eine Herausforderung und der dritte für dein kindliches Selbst zu einer Zeit, als du noch rein und frei warst, als du dein ganzes Potenzial noch gelebt hast. Wenn du meinst, dass du noch nie wirklich unbelastet gewesen bist, kann dies der Zeitpunkt deiner Geburt gewesen sein, deine Zeit im Mutterleib oder gar ein Zeitpunkt, bevor deine Seele sich überhaupt in der Eizelle deiner Mutter inkarniert hat.
Stelle zuerst das Symbol für dein heutiges Selbst und das Symbol für das Ziel, das Problem oder die Herausforderung ganz intuitiv vor dich auf den Tisch. Anschließend nimmst du das Symbol für dein kindliches Selbst und stellst es ebenfalls intuitiv dazu. Schaue dir die Konstellation an.

Schließe nun die Augen, und konzentriere dich ganz auf dein kindliches Selbst. Stelle dir vor, dieses Selbst würde noch einmal heranwachsen und dabei all die Fähigkeiten erwerben, die dir zur Erreichung deines Ziels heute vielleicht fehlen. Stelle dir vor, es hätte eine großartige Kindheit, es würde groß werden ohne all die Sorgen und Schicksalsschläge, es könnte sein ganzes Potenzial entwickeln und leben. In gewisser Weise wäre es dein perfektes Selbst.

Wenn das Selbst in deinem heutigen Alter angekommen ist, öffne deine Augen, nimm das Symbol für dein kindliches Selbst in deine Hand, und lege das Symbol für dein heutiges Selbst dazu. Schließe die Hand, und drücke beide Symbole fest zusammen. Schließe nun wieder die Augen, und stelle dir vor, wie die beiden verschmelzen, wie du all die Potenziale und Fähigkeiten, die dein kindliches Selbst gerade entwickelt hat, in dich aufnimmst, wie du ganz wirst. Lasse dir Zeit. Wie fühlst du dich nun?

Du kannst diese Übung immer wieder zu den verschiedensten Anlässen machen, z. B., wenn du sehr schüchtern bist, aber einen Vortrag halten sollst. Dann stellst du dir vor, wie dein kindliches Selbst so aufwächst, dass es selbstsicher und souverän wird. Und dann verschmilzt du mit diesem Selbst.

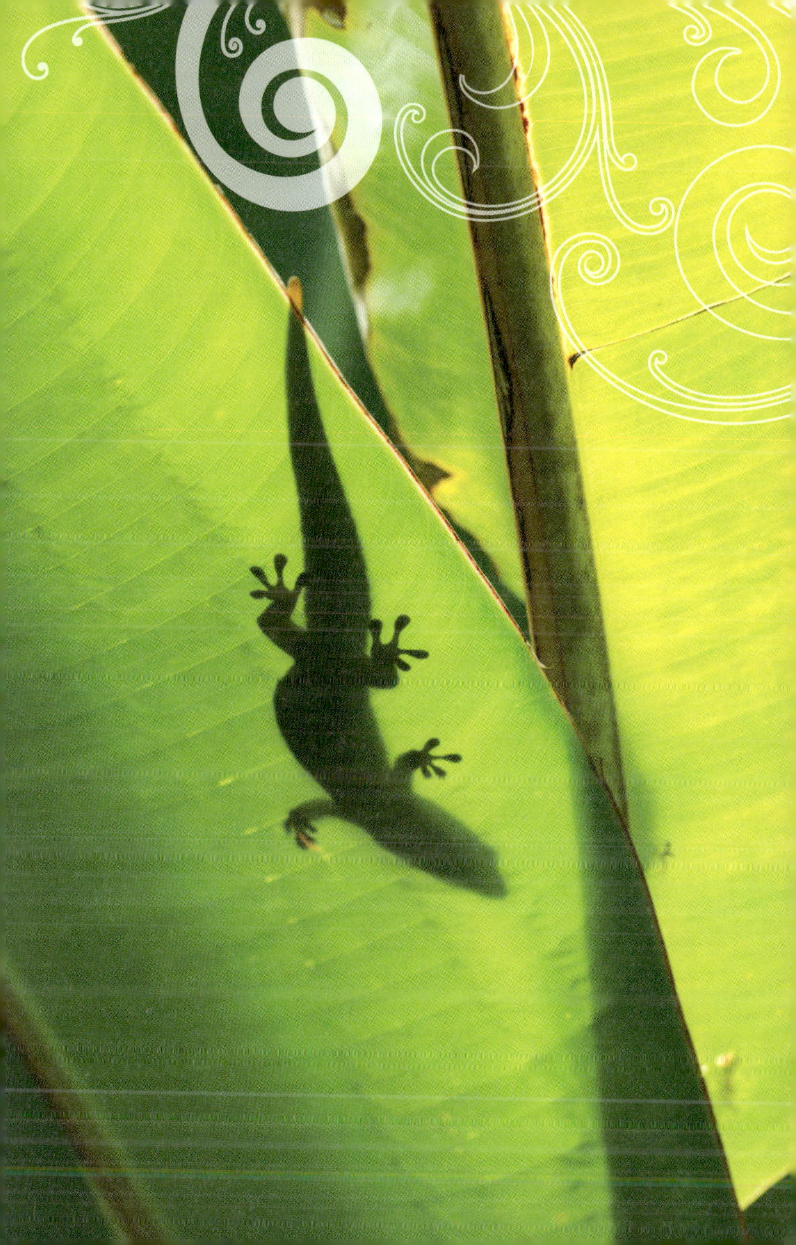

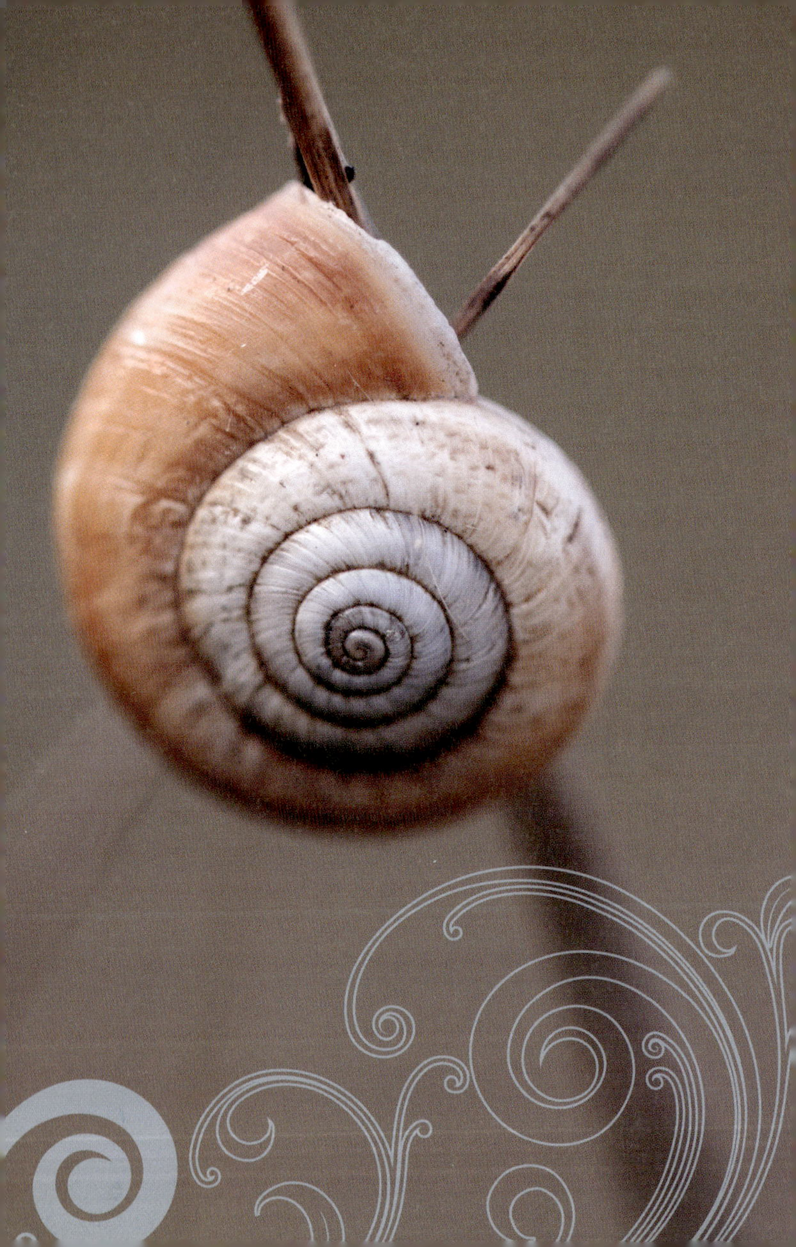

Heilung mit inneren und äußeren Symbolen

HE POHO NA KA POHO,
O KE AKAMAI NO KE HANA NUI.
Probleme entstehen,
nutze deine Weisheit, mit ihnen umzugehen.

Schamanen jeder Tradition verwenden in ihren Ritualen neben ihren mentalen Heilzugängen eine starke äußere Symbolsprache. Damit wird versucht, das Innere mit dem Äußeren zu verbinden, Heilung aus der inneren Welt des Spirits in die äußere Welt zu holen. Solche Symbole wirken kulturell und sind überall auf der Welt zu finden, bspw. bei der symbolischen Übertragung einer Erkrankung auf Meerschweinchen in Südamerika oder auf Hühner in den schamanischen Traditionen Asiens und den Voodoo-Zeremonien in Afrika oder auf Haiti.

Symbole sind zunächst Zeichen, Gegenstände oder Bilder. Sie können greifbar und materiell sein, aber auch feinstofflich. Ein Gegenstand wird in dem Moment zum Symbol, in dem wir mit ihm etwas verbinden, z. B. eine Emotion oder ein inneres Bild. Hier sei an das Kreuz in der christlichen Religion erinnert, an unsere Schutzengel und unsere Krafttiere. Oder aber an die Elefantengottheit Ganesha aus Indien, ein Symbol für Glück und Neubeginn, die in keinem Haus in Indien fehlen darf und als kraftvolles

Bild in vielen Tempeln und in fast allen Geschäften steht. Das Symbol des Herzens hat für die meisten Menschen die gleiche universelle Bedeutung: Es steht für die Liebe.

Wir tragen Eheringe, haben Talismane – Symbole sind überall zu finden. Aber auch Menschen wie der Papst oder der Dalai Lama können für viele Menschen eine enorm kraftvolle symbolische Bedeutung haben. Symbole sind also bekannte Dinge aus dem Alltag, die eine höhere Bedeutung haben können. Diese ist zuweilen versteckt und meist kulturabhängig. So erzählte z. B. ein Inder, der eine englische Kirche besuchte, später zu Hause, dass die Engländer Tiere anbeten würden. Er hielt die Adler, Löwen und Ochsen – die Attribute der Evangelisten – für Götter.

Der unbewusste Aspekt hinter dem Offensichtlichen ist das, womit wir in der Symbolheilung arbeiten. All unsere Träume bestehen aus Symbolbildern, sie sind Botschaften des Unbewussten an uns. Fast nie geht es um die Handlung des Traumes selbst, sondern die Botschaften stecken dahinter: Die Figuren und Symbole zeigen uns Anteile unseres Selbst. Manche davon leben wir nicht aus, andere vielleicht zu sehr. Bei vielen dieser Symbole handelt es sich um Archetypen[2], die Urbilder der Seele, wie z. B. der weise alte Mann, die Mutter, der Held oder der Drache. In der Psychoanalyse haben bestimmte Bilder feste Zuordnungen. So steht ein Wald oft für das Weibliche, ein Berg für den Vater und das tiefgründige Wasser für das Unbewusste.

Aniela Jaffé sagt, dass der ganze Kosmos ein potenzielles Symbol sei: »Alles kann eine symbolische Bedeutung annehmen: das Reich der Natur mit Stein, Pflanze, Tier

2 Mehr dazu in: Oliver Driver: »Synchronicity Healing«.

und Mensch, mit Licht und Gestirnen, Berg und Tal sowie den vier Elementen; von Menschen geschaffene Dinge wie Gefäß, Schiff und Tisch, Turm und Haus, Ring und Schwert, und schließlich auch geometrische Formen, wie Dreieck, Quadrat, Kreis und Punkt, sowie ihre numerischen Äquivalente, die Zahlen.«[3]

Jedoch hat jedes Symbol nur den Wert und die Kraft, die du ihm gibst! Es hat nur eine Bedeutung, wenn du ihm diese zugestehst! Und solltest du der Ansicht sein, dass ein Symbol, dem jemand anderes die Kraft gegeben hat, dich zu beeinflussen, tatsächlich einen Einfluss auf dich hat, so liegt dies nur daran, dass du eben insgeheim doch daran glaubst.

Überlege einmal, welche Symbole es in deinem Leben gibt: Was hast du auf dem Nachttisch, dem Schreibtisch oder der Fensterbank, in der Hosentasche oder im Portemonnaie, im Auto ...? Was hat für dich eine Bedeutung, einen persönlichen Wert, und was kann dich trösten? Vielleicht ein Teddy aus Kindertagen? Welche Dinge, die dich umgeben, sollen dich an etwas erinnern? Hast du ein bestimmtest Lied? Ein Foto? Eine Kette? Wie du siehst, haben Symbole auch in deinem Leben einen großen Stellenwert. Ist es nicht gut zu wissen, dass du dir deine heilenden Symbole selbst erschaffen kannst?

Die folgenden kleinen Rituale und Übungen kannst du jederzeit einsetzen und durchführen. Sie zeigen dir Möglichkeiten, wie du deine äußeren und deine inneren Kräfte effektiv miteinander verbinden kannst.

---

3 Aniela Jaffé: »Bildende Kunst als Symbol«, in: »Der Mensch und seine Symbole«.

Die Regeln zur Arbeit mit Symbolen

- »Fake it until you make it!«: Tue so, als ob, bis du das Gefühl hast, jetzt funktioniert es. Dies ist die wichtigste Regel für alle, denen die Hellsichtigkeit oder das Arbeiten mit Traumreisen und Visualisierungen nicht in die Wiege gelegt wurde: Stelle dir so lange vor, du siehst etwas, bis du etwas siehst.
- Nutze alle Sinne, visualisiere also nicht nur die Bilder, sondern rieche, fühle, höre und schmecke deine Vorstellung.
- Nutze deine Fantasie – alles ist erlaubt. Zweifle nicht an deinen Bildern.
- Zensiere dich bitte nicht selbst, lasse alles zu, denn wirklich alles ist erlaubt. Du kannst nichts falsch machen. Es gibt bei dieser Arbeit kein »richtig« oder »falsch«.
- Alles, was du während der Reise siehst, ist für den Schamanen so real wie das wirkliche Leben.
- Wenn du während der Reise irgendetwas nicht verstehst oder etwas nicht schaffst, dann suche dir in jener Welt Hilfe. Wenn du etwas siehst, was dir unklar ist, frage die Menschen, Tiere, Pflanzen oder Dinge.

- Etwas »Böses« ist nicht böse an sich und etwas »Schlechtes« nicht schlecht an sich. Erst durch deine Beurteilung wird es böse oder schlecht. Doch gerade die vermeintlich negativen Dinge haben viel Energie, die du nutzen und nicht verdrängen oder verurteilen solltest. Wandele diese Energien in Kraft um. Lerne, damit umzugehen. Lerne daraus!

- Eine wichtige Regel bei jeder Reise ist, dass du keine Gewalt anwendest, um etwas zu erreichen. Auch wenn du angegriffen wirst, versuche bitte, die Situation ohne jede Gewalt zu lösen. Kämpfe nicht gegen etwas. Frage, kommuniziere, lerne! Letztendlich kämpfst du nur gegen unbewusste Aspekte deines Selbst.

- Bedanke dich immer bei allen, die dir geholfen haben. Bedanke dich z. B. auch bei dem Stein, der dir einen Rat gegeben hat.

- Halte alles für möglich, selbst die Heilung von schwersten Problemen. Du musst nicht daran glauben, aber du solltest die Intention haben, dich zu heilen und es zumindest – wie auch immer – für möglich halten.

Übung: Die Energie einatmen

Diese wirkungsvolle Übung haben wir von Serge Kahili King gelernt. Sie verbindet sehr einfach deine innere mit deiner äußeren Welt. King nennt sie auch »Inkorporation«.[4]

Nehmen wir z. B. an, deine Schulter würde schmerzen und sich steif anfühlen. Du bist gerade auf einem Spaziergang und siehst einen Baum, dessen Blätter sanft im Wind wehen. Diese sanfte Brise des Windes wäre doch optimal, deine sich steif anfühlende Schulter zu lockern – was denkst du?

In der Huna-Heilkunde wird der Atem als wirksamer Energieträger gesehen. Versuche nun, beim Einatmen, deine Aufmerksamkeit auf die sanfte Windbewegung der Blätter zu legen, und atme aus, indem du deine Aufmerksamkeit auf die schmerzende Schulter legst. Atme ganz normal, verändere nur deine Aufmerksamkeitsschwerpunkte. Du atmest auf die Blätter ein und auf deine Schulter aus. Mache dies ein paar Minuten lang, wechsele nur mit deiner Aufmerksamkeit zwischen den beiden Punkten hin und her.

Du kannst diese Technik auch mit Fotos probieren. Suche dir ein Symbol mit einer hohen Energiequalität (die du gern in deinem Körper aufnehmen würdest), atme dann darauf ein und auf dich bzw. auf eine bestimmte Stelle deines Körpers aus.

4 Mehr dazu in: Serge Kahili King: »Instant Healing jetzt! Ganzheitliche Methoden, um sich schnell von Schmerz und Leid zu befreien«.

Volkmar kam mit Migräne in die Praxis, und ich arbeitete mit ihm sowohl schamanisch als auch an gewissen Änderungen seines Verhaltens. Als Aufgabe für Zuhause nahm er eine Postkarte mit, die er aus meiner Sammlung für sich ausgewählt hatte. Darauf zu sehen war eine Katze, die es sich in Löffelchenstellung mit einem kleinen Hundemischling gemütlich gemacht hatte. Volkmar machte dreimal täglich die gerade beschriebene Übung und atmete mit der Aufmerksamkeit auf das Bild ein und auf seinen Kopf aus. Seine Migräneanfälle reduzierten sich deutlich.

Übung: Ich sehe dich!

Auf Hawaii gibt es ein Sprichwort, das lautet: »Segne, bis du lächelst!« Segnen bedeutet in diesem Zusammenhang, das Gute zu bemerken, es zu benennen und zu bekräftigen. Schaue etwas mit Wohlwollen an, lobe etwas. Segne dein Leben, deine Projekte, die Familie und die Natur. Segne das, was du gern hättest oder das, was du gern sein würdest. Erinnere dich: Dorthin, wohin du deine Aufmerksamkeit lenkst, folgt dir die Energie.

Auch deine Probleme kannst du segnen! Versuche einmal, die positive Absicht hinter deinem Problem zu bemerken, wie z. B. den Lernauftrag oder einen möglichen Gewinn aus der Situation. Dafür kannst du einen Segen aussprechen und dich bedanken.

Auf Hawaii heißt es, dass durch das Segnen einer Sache diese einen Platz in deinem Herzen bekommt, und du sie, wenn du sie bewusst annimmst – also in deinem Herzen »Aloha« dazu sagst – heilen kannst. Suche dir ein Symbol, welches für eine zu heilende Situation stehen könnte. Dies kann z. B. ein Stein aus dem Garten vor deinem Haus o. Ä. sein. Konzentriere dich für einen Moment auf dein Problem, und stelle dir vor, du könntest es in deinen Stein pusten – und dann pustest du. Dieser Stein repräsentiert nun dein Problem, er enthält alle Qualitäten, Gefühle, Bilder, die mit deinem Problem zu tun haben. Platziere ihn nun irgendwo auf dem Fußboden. Anschließend stellst du dich in einigem Abstand zu dem Stein so hin, dass du ihn noch sehen kannst. Wähle die Distanz spontan.

Betrachte den Stein, und sage zu ihm bzw. zu deinem Problem: »Ich sehe dich, ich segne dich, ich gebe dir einen Platz in meinem Herzen zur Heilung«. Wiederhole dies mehrmals.

Kannst du schon näher an den Stein herantreten? Vielleicht kannst du ihn sogar berühren? Wiederhole dies gern an verschiedenen Tagen – es muss nicht alles auf einmal geheilt werden. Beende die Übung, wenn du den Stein mit beiden Händen vor deinem Herzen halten und ihn wirklich bei dir willkommen heißen kannst. Die Übung ist abgeschlossen, wenn du ohne Bauchgrummeln sagen kannst: »Ich sehe dich, ich segne dich, Aloha, danke, dass ich durch dich lernen kann, danke für diese Erfahrung!«

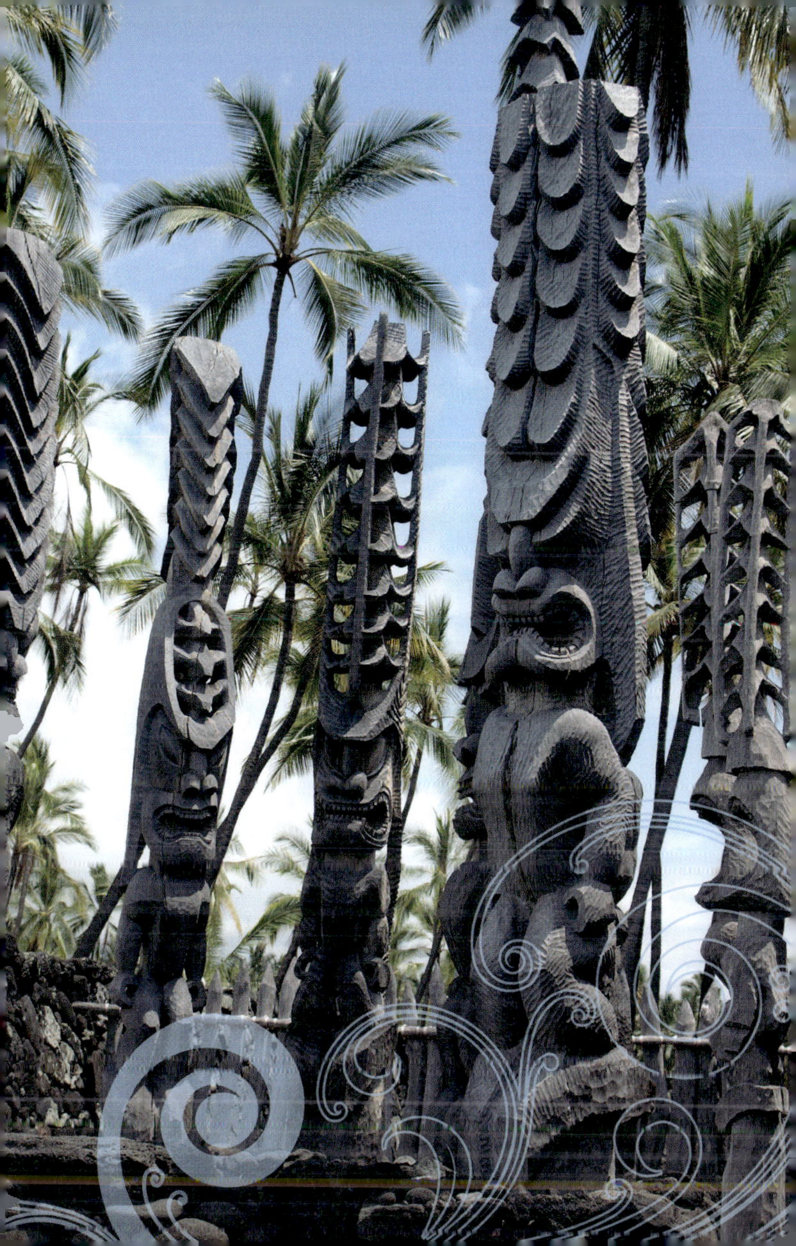

Finde dein persönliches Heilritual

Auch Rituale sind Symbole. Sie beziehen ihre Kraft zum einen aus dem kollektiven Feld der Menschen, weil sie schon so oft durchgeführt wurden, zum anderen aber aus der Kraft, die du ihnen gibst. Dein Wille ist es, der zählt.

Rituale helfen dir dabei, eine Situation bewusst zu erleben. Es muss nicht immer eine bedeutsame Angelegenheit sein, auch kleinere Situationen in deinem Leben können mit einem Ritual besonders gewürdigt werden.

Finde z. B. ein Ritual für einen Abschied, einen Umzug, den Wechsel deines Arbeitsplatzes oder einfach, wenn dir etwas gut gelungen ist. Deiner Fantasie sind keine Grenzen gesetzt. Du kannst alles würdigen, bewusst erleben und so dein Leben symbolisch heilen.

- Wenn du etwas loslassen willst, übergib es feierlich der Erde oder dem Wind.
- Transformiere etwas, indem du es dem Feuer übergibst.
- Reinige etwas mit Rauch oder Wasser.

Führe dein Ritual liebevoll, konzentriert und bewusst durch. Formuliere, was du erreichen möchtest, und richte deinen Fokus danach aus! Und eines Tages wirst du jeden Augenblick bewusst wahrnehmen – jeder Tag, jede Stunde, jede Sekunde kann zu deinem persönlichen Heilritual werden. Und wem es bereits gelingt, jeden Augenblick seines Lebens als Ritual zur Feier des Lebens zu begehen, der kann hier aufhören zu lesen. Mehr braucht es nicht.

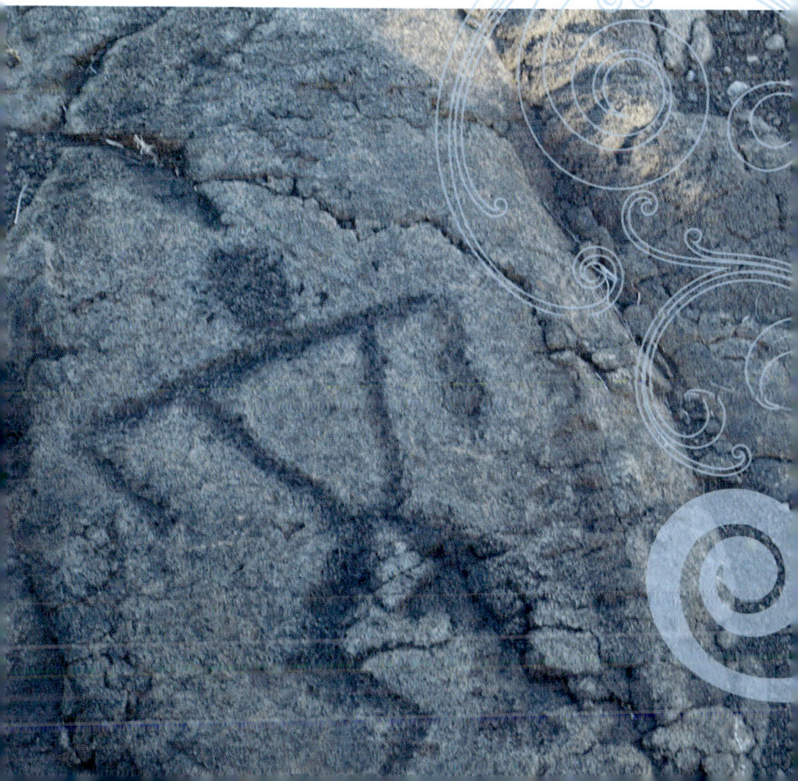

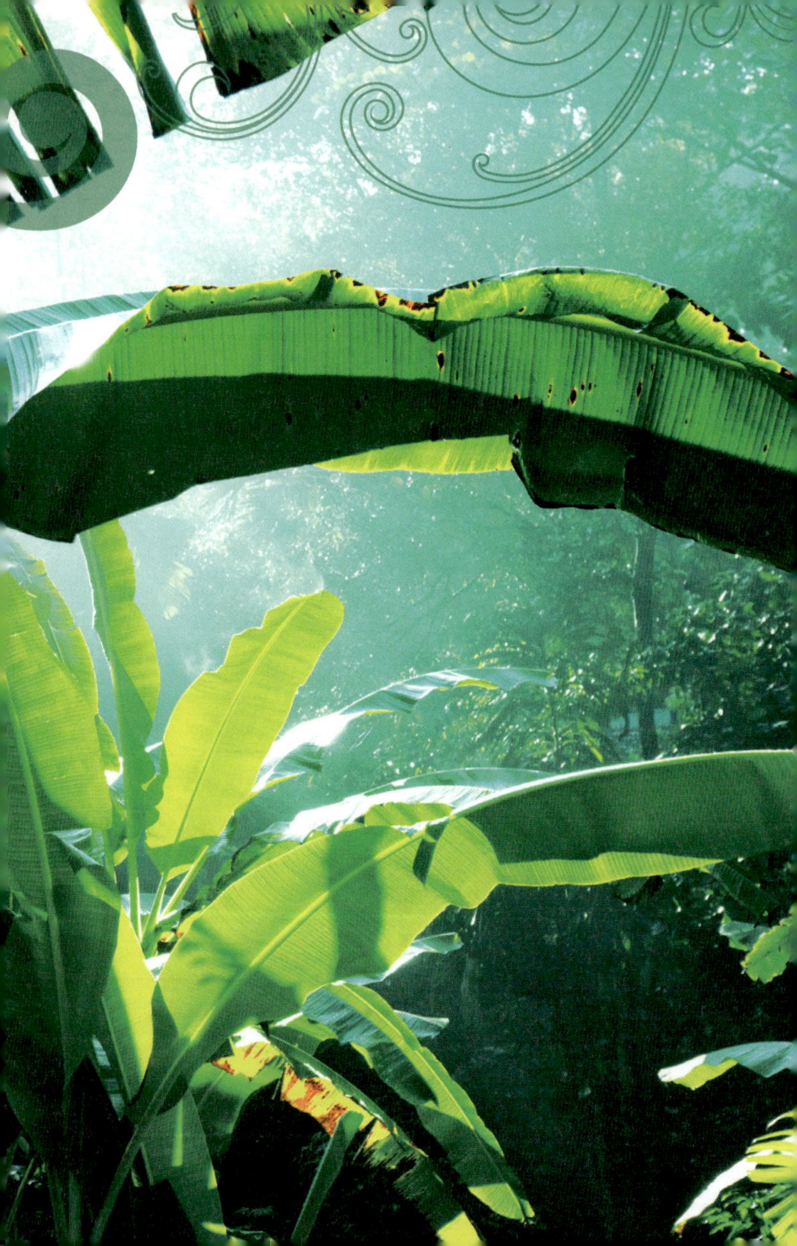

Übungen zur Arbeit mit Symbolen

NAU KE KU'I, LOHI KA LIMA.
Wenn du lächelst, kannst du loslassen.

Übung: Innere Traumsprache: Sprich mit dir selbst

Richte deine Aufmerksamkeit bitte einmal nach innen. Denke an eine belastende Situation in deinem Leben, und sage deinem Ku: »Bitte gib mir ein Bild, gib mir ein Symbol für die Situation, die mich gerade beschäftigt.« Lasse dir dabei ruhig Zeit! Lasse ein Bild kommen, und wenn es dann da ist, zweifle nicht daran, ob es wirklich das Symbol ist. Das erste Bild, der erste Gedanke ist der richtige. Er ist eine symbolische Entsprechung der Sichtweise deines Unterbewusstseins. Das Bild zeigt dir, wie Ku zu deiner Frage steht.

Wenn du bspw. als Symbol für deine Sorgen am Arbeitsplatz eine tiefe Grube mit Raubtieren bekommst, in der du dich in einem Hamsterrad laufen siehst, so zeigt dir dein Unterbewusstsein, dass du deine berufliche Situation überdenken solltest – denn eine tiefe Grube mit Raubtieren fühlt sich nicht wirklich harmonisch an, oder was denkst du? Es geht aber jetzt nicht darum, die Symbolik zu deuten! Psychoanalyse mag ihre Berechtigung haben, die Hawaiianer beschäftigen sich allerdings lieber damit, ihr Leben neu zu erträumen. Deute das Bild nicht, sondern denke einfach darüber nach, wie du dieses verbessern kannst. Verändere etwas an dem Bild auf mentaler Ebene, sodass es sich ein wenig schöner und harmonischer anfühlt. Du könntest bspw. eine Rampe einbauen, sodass die Raubtiere die Grube verlassen. Oder du versiehst das Hamsterrad mit einem Motor oder steigst aus. Vielleicht langweilen sich die Raubtiere genauso wie du, und ihr macht euch gemeinsam aus dem Staub. Wie fühlt sich dieses Bild jetzt für dich an?

Es geht bei dieser Methode um eine Veränderung auf einer Ebene deiner Persönlichkeit, um die mentale Entspannung einer offensichtlich als bedrohlich empfundenen Situation. Denke daran: Alles ist miteinander verbunden – bewegt sich ein Teil des Systems, dann bewegt sich alles andere mit!

Wenn sich nun dein verändertes Traumbild, dein verändertes Symbol harmonischer anfühlt, dann verlasse dieses Bild, und schaue einmal, wie der morgige Arbeitstag verläuft. Hat die Veränderung bereits einen kleinen Einfluss gehabt? Hast du vielleicht anders auf deine Kollegen reagiert oder dir eine Pause gegönnt?

Besuche, wenn nötig, dieses Bild immer wieder, und verändere etwas: Vielleicht sind nun die Raubtiere oder die Rampe weg und nur noch du bist in der Grube. Dann könntest du bspw. in diesem symbolischen Traumbild eine Kletterpflanze aus der Grube wachsen lassen und an dieser hinausklettern. Besuche dieses Bild so oft, wie du magst. Es reicht auch ein kurzer Moment. Wichtig ist die stetige Veränderung und Verbesserung deines Bildes – dein Ku wird sich freuen! Sei gespannt, wie sich deine Arbeitssituation bzw. dein Empfinden dazu verändern wird.

Übung: Lasse es endlich los!

Vielleicht gibt es etwas in deinem Leben, das du loslassen möchtest? Auch dabei kannst du mit inneren Symbolen und Bildern arbeiten. Wir schlagen dir dazu eine schamanische Übung vor, und zwar eine symbolische Handlung. Bei dieser geht es darum, ein inneres Bild in eine äußere Handlung oder in eine Bewegung umzusetzen. Du visualisierst das, was du loslassen möchtest, als eine äußerliche Last, als einen Mantel oder als ein Hindernis auf deinem Weg. Und dann machst du dich daran, dieses Bild körperlich zu verändern. Aus Schamanensicht werden so die Bilder der inneren Traumwelt auch in der objektiven, in der äußeren Welt lebendig.

Und auch, wenn es manchmal schwerfällt, so ist doch jedes Erlebnis immer auch eine Möglichkeit, aus der du lernen und aus der du gestärkt hervorgehen kannst.

Amelie hatte das Problem, dass sie ihre alte Beziehung einfach nicht loslassen konnte. Sie lebte bereits seit einigen Jahren getrennt, doch hatte sie mit neuen Bekanntschaften kein Glück. Ihre Vermutung war, dass sie immer noch in ihrer alten Beziehung verstrickt war. Zudem entdeckte sie Verhaltensmuster ihres Vaters an ihrem Exfreund, die das Thema noch komplexer machten.
In einer Visualisierung stellte sich Amelie vor, wie sie in einen schweren blauen Umhang gehüllt war, mit einer Kapuze, so groß, dass sie kaum nach vorne blicken konnte. Der Umhang war schwer, er drückte auf die Schultern und war mit einem engen Gürtel fest um ihre Hüfte geschnallt. Amelie ging ein paar Schritte, löste symbolisch den Gürtel und ließ ihn fallen.

Sie ging weiter und zog in ihrer Vorstellung die Kapuze vom Kopf. Dabei atmete sie tief ein und aus. Beim Weitergehen begann sie, die Arme aus den Ärmeln des symbolischen Umhanges zu ziehen und ließ ihn hinter sich fallen. Er blieb einfach auf dem Boden liegen.
Amelie ging noch einen Schritt weiter und drehte sich dann um. Sie schaute auf die Last, die sie losgelassen hatte. Sie verfluchte den Umhang aber nicht, sondern bedankte sich für all das, was sie aus dieser Situation lernen konnte. Sie integrierte diese Übung in ihren Alltag und wendete sie auf alle Dinge an, die sie belasteten. Sie ist nun viel entspannter und fühlt sich befreit.

Übung: Die Schale des Lichts

Eine schöne symbolische Handlung ist die »Schale des Lichts« aus Hawaii. Nach der Vorstellung der alten Hawaiianer gleichen wir Menschen einem Gefäß, einer Trinkschale, in der seit unserer Geburt ein strahlendes Licht unser Leben lang brennt. Jedes Mal, wenn wir ärgerlich sind, wenn uns etwas traurig macht oder wenn wir Streit haben, kommt ein Steinchen in die Schale, sodass unser Licht immer dunkler und dunkler wird.

Lasse einmal einen normalen Tag Revue passieren: Wie viele Steinchen, würdest du sagen, sind allein an diesem einen Tag in deine Schale des Lichts hinzugekommen?

Die alten Hawaiianer hatten dafür eine einfache Lösung: Sie drehten ihre Schale einfach symbolisch um, sodass die Steine herausfallen konnten und das Licht wieder hell und klar scheinen ließen.

Unser Vorschlag dazu: Stelle dir zum Abschluss des Tages einmal deine Schale vor. Nimm dazu beide Hände vor die Brust, und forme mit den geöffneten Händen eine Schale. Wie sieht es darin aus? Kannst du dein Licht sehen? Welche Steine haben im Laufe des heutigen Tages dein Licht verdunkelt? Wenn es welche gab, dann drehe deine »Schale« um, lasse die Steine herausfallen, und freue dich wieder an deinem wundervollen Licht!

Übung: Die Zahl deiner Glücksmomente

Eine Variante dieser Übung ist das aktive Sammeln von Glücksmomenten. Allein die Fokussierung auf das, was gerade gut läuft, kann das Leben erleichtern: Was in deinem Leben ist gut? Was läuft so, wie du es dir wünschst? Schaue genau hin und du wirst viele Dinge finden, die dich glücklich machen. Zähle sie, schreibe sie auf, oder lege für jede deiner Segnungen einen kleinen Stein in eine schöne Schale. Dies können auch kleine Situationen gewesen sein, die dir heute widerfahren sind, z. B. ein nettes Gespräch mit Kollegen, der Genuss einer Tasse Tee in der Mittagspause, dass deine Kinder ihr Zimmer aufgeräumt haben … Schaue dir die Schale am Abend an, und zähle, wie viele Steine hinzugekommen sind. Es gibt so viele Anlässe, die einen kleinen Stein wert sind – oder was denkst du? Möge dein Berg der Glückssteinchen stetig wachsen!

Du wirst bemerkt haben, dass in dieser Übung die Steine und die Schale eine ganz andere symbolische Bedeutung bekommen haben als in der vorherigen Übung. Dies zeigt dir nur ein weiteres Mal, dass alles immer die Bedeutung hat, die du ihm gibst. Die Symbolik eines Gegenstandes ist niemals festgelegt!

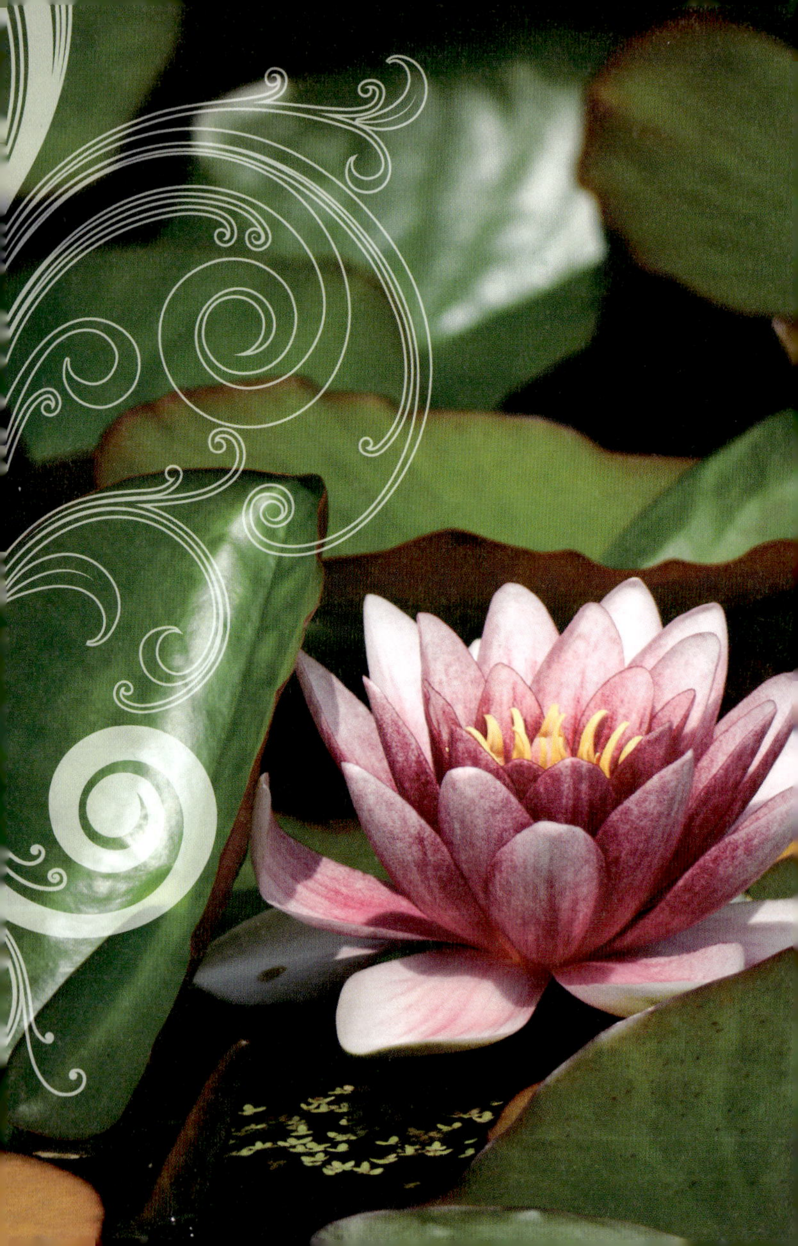

Symbolisches Träumen: Dein Platz der Heilung

HE 'ELELE KA MOE NA KE KANAKA.
Jeder Traum ist eine Botschaft an den Träumer.

Die Huna-Philosophie ist eine schamanische Weltsicht. Auch wenn die Hawaiianer nicht explizit mit Mittlerer, Unterer oder Oberer Welt arbeiten, wie z.B. die südamerikanischen Schamanen, so gibt es doch viele Parallelen. Der hawaiianische Platz der Heilung ist vergleichbar mit der Mittleren Welt der Schamanen. Wir nennen ihn den »inneren Heilraum«. Es ist ein Ort tief in deiner Mitte, der nur dir allein gehört. Dieser Ort gehört zu dir wie deine eigene Identität. Der Besuch deines Heilraumes ist eine Möglichkeit, ganz unmittelbar mit deinen eigenen Bildern und Symbolen in Kontakt zu treten, die aus dem tiefsten Inneren deines Selbst kommen. So hat, laut der Huna-Philosophie, jede äußere Erscheinung eine symbolische Entsprechung in unserem Inneren, und beide Seiten beeinflussen sich gegenseitig. Mit anderen Worten: Unser Denken wird von unserem Erleben bestimmt und umgekehrt.

Mithilfe des inneren Heilraumes und der damit verbunden Werkzeuge erhältst du eine Möglichkeit, Einfluss auf dein Denken und damit auf dein inneres und äußeres Erleben zu nehmen. Dieser Raum ist ein von dir selbst erschaffenes Symbol. Das Bild dieses Raums spiegelt deine Persönlichkeit und den aktuellen Zustand deines inneren Selbst wider. Hier bekommst du einen ungefilterten Blick auf dein aktuelles Innenleben. Dieser innere Heilraum kann ein Garten sein, aber auch eine Landschaft, ein Haus oder gar eine Kirmes. Es kann der Garten vor deinem Haus oder ein ganz fremder sein, der sich dir heute zum ersten Mal zeigt. Wir empfehlen dir allerdings keine bekannte Landschaft, die möglicherweise zu sehr in alte Erfahrungen verstrickt ist, sondern mit einer neuen Landschaft zu arbeiten. Wenn diese dann doch wie eine dir bereits bekannte aussieht, ist dies so.

Schamanen arbeiten meist mit einem Garten, doch es spricht nichts dagegen, wenn du dir etwas anderes wählst. Für unsere Beschreibungen werden wir jedoch mit dem Symbol des Gartens arbeiten.

In dieser Bilderwelt wirst du deinen inneren Mustern, deinen Sehnsüchten, deinen Ängsten und deinen Wünschen begegnen. Du wirst Antworten auf alle Fragen deines Lebens bekommen – vorausgesetzt, du willst sie hören. Deine Themen zeigen sich hier als Symbole, nach denen du entweder bewusst gefragt hast oder die ganz von allein aufgetaucht sind. Auch die Antworten können als Symbol versteckt erscheinen. Als Bilder sprechen sie in deinem Gehirn eine Ebene an, die dein Verstand nicht erreichen würde. So hast du die Möglichkeit, tiefe Erkenntnisse über dich zu gewinnen und dich durch die Veränderung der eigenen Symbole neu auszurichten. Die Bilder deines inneren Heilraumes werden sich mit zunehmender Erkenntnis, gewonnener Entspannung und Öffnung immer weiter verändern.

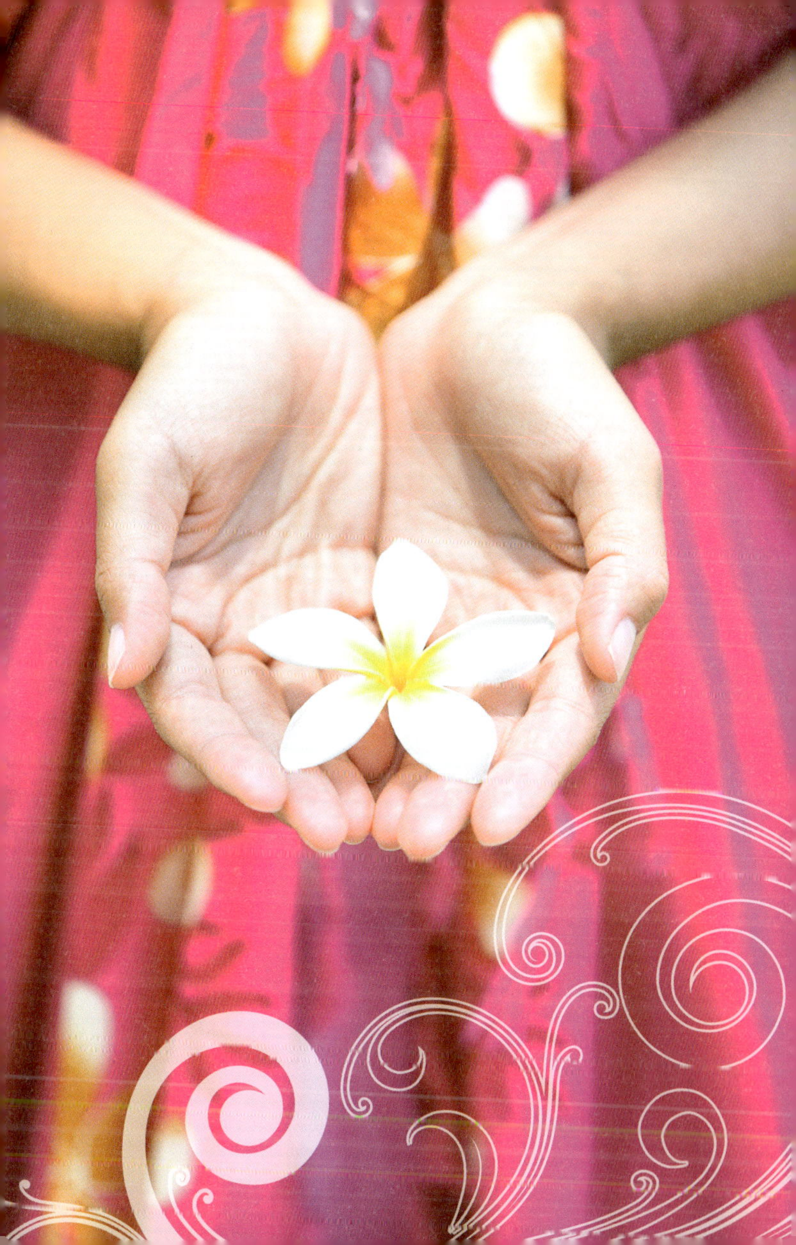

Beginnen wir nun mit einer Expedition, die interessanter als jeder Wüstentrip, jede Dschungelwanderung oder Schiffsreise für dich werden könnte!

Der Besuch deines inneren Heilraumes

Vorbereitung

Für die Arbeit mit Symbolen bereitest du dich wie für eine Entspannungsübung, eine Meditation oder eine Yogastunde vor. Richte dir einen entsprechenden Platz ein, an dem du dich wohlfühlst. Sorge dafür, dass du nicht gestört wirst. Entscheide selbst, ob du lieber stehst, sitzt oder liegst. Vielleicht räucherst du ein wenig. Wenn du den Rhythmus der Schamanentrommel als hilfreich empfindest, höre eine entsprechende CD oder trommele selbst. In unseren Workshops haben wir die Erfahrung gemacht, dass Fantasiereisen zu meditativen Klängen wie Harfenmusik zwar sehr schön sein können, allerdings nicht die kraftvolle Wirkung wie mit der tranceerzeugenden Trommel haben.

Erkunden und Anlegen

Entspanne dich. Nimm einen tiefen Atemzug, und lasse vor deinem inneren Auge einen Garten entstehen. Sieh dich um, erkunde deine Umgebung, gehe weiter in deine innere Landschaft hinein. Nutze all deine Sinne.

Hörst du etwas? Vielleicht Wasserrauschen oder Vogelgesang? Vernimm eine Sache so intensiv wie möglich. Was siehst du? Schaue eine Sache so intensiv wie möglich an. Wie wäre es mit einer Blume oder einem Stein? Berühre etwas so intensiv wie möglich, wie z. B. die Rinde eines Baumes. Rieche etwas, schmecke etwas! Gehe weiter, und achte dabei auf den Weg unter deinen Füßen. Wie ist er: Weich oder hart?

Beginne nun, deinen Garten zu entdecken. Welche Bereiche und Landschaften zeigen sich dir? Welche Pflanzen wachsen in deiner Landschaft, in deinem Garten? Was wächst symbolisch in deinem Garten? Gibt es dort blühende Blumen, Bäume …? Erscheint dir der Garten gut angelegt? Ist er in Harmonie und gesund? Nimm deinen Garten einfach nur wahr, sei ganz da, lasse dir Zeit!

Langsam gelangst du nun in das Zentrum deines Gartens: Hier könnte eine Quelle, ein Teich, ein besonderer Baum oder einfach nur eine Bank sein. Vielleicht siehst du eine Lichtung, eine schöne Wiese?

Dieser Platz kann von nun an dein Kraftort sein. Hier kannst du deine Symbole erfragen, Auskunft über die Vorgänge in deinem Garten erhalten und Antworten auf deine Fragen finden! Nun ist es aber an der Zeit, dich fürs Erste von deinem Garten zu verabschieden.

Wie geht es dir nach diesem ersten Besuch? War es für dich schwer oder ungewohnt dich in deinem Inneren umzusehen? Hat dir gefallen, was du gesehen hast?

Du weißt nun, wie du deinen Garten finden kannst. Allein deine Absicht reicht aus, um wieder hierhin zu gelangen. In deinem Garten kannst du immer wieder auf Entdeckungstour gehen. Du kannst auch neue Bereiche anlegen, wie z. B. einen Ort der Begegnung, einen neuen Gartenabschnitt oder einen Teich, in dem du schwimmen kannst. Alles ist möglich: Du bist der Schöpfer deines inneren Gartens!

Pflege deines inneren Heilraumes

Dein innerer Heilraum ist ein Symbol für deine Seele. Wenn dir dort etwas gefällt, genieße es. Gibt es jedoch etwas, das du dir anders wünschst, so verändere es!

Gab es vielleicht bei deinem letzten Besuch etwas, das du gern anders gehabt hättest, das du aufräumen oder reparieren wolltest? Wenn ja, dann mache dies bei deinem nächsten Besuch! Wenn du wieder in deinem Garten angekommen bist, frage dich selbst, was zu tun ist. Vielleicht erscheint dir das Bild, dass du die Zäune reparieren und damit an deiner Abgrenzungsfähigkeit arbeiten sollst? Vielleicht sollen aber auch trockene Blüten abgezupft werden? Oder benötigt eine Pflanze Dünger oder Wasser?

Gib diese Veränderungen in deine Bilderwelt hinein, hinterfrage sie nicht, sondern tue es einfach! Deine Besuche im Garten müssen nicht ausgedehnt sein, es reicht auch ein kurzer Besuch, um eine Sache zu erledigen, die gerade ansteht.

Dein Garten wird wachsen, gedeihen und sich wandeln – genauso, wie auch du dich im Außen verändern wirst! Neue Erkenntnisse, ein verändertes Erleben werden sich dir als symbolische Stellvertreter im Garten zeigen

Bewusste Interpretation und Deutung

Auch wenn es bei der Arbeit mit Symbolen nicht um eine bewusste Interpretation geht, so kannst du natürlich alles, was sich dir zeigt, als Traumsymbol deuten bzw. die Zustände in deinem Garten auf das tägliche Leben übertragen. Kaputte Zäune könnten bspw. für deine mangelnde Abgrenzungsfähigkeit stehen. Ein Mangel an Wasser könnte bedeuten, dass du etwas zurückhältst oder nicht richtig für dich sorgst. Beachte dabei, dass jede Deutung nur so viel Wert hat, wie du ihr zugestehst. Und betrachte diese Bilder bitte als Hinweise und nicht als Zeichen deiner eigenen Unzulänglichkeit! Mache etwas aus ihnen – doch übertreibe es nicht mit der Interpretation. Wenn du die Bilder, wenn du die Dinge in deinem Garten veränderst, geschieht parallel in dir die Veränderung.

Innere Heilarbeit

Kommen wir zum kraftvollsten Element des inneren Heilraumes: der Arbeit mit Symbolen. Wenn du ein Problem in deinem Leben hast, sei es körperlich oder geistig, sozial oder beruflich, dann gehe in deinen inneren Heilraum, und bitte darum, dass sich dir eine Darstellung dieses Problems zeigt. Auch hier gilt: Das erste Bild, der erste Gedanke oder das erste Wort, das dir kommt, ist richtig und mit diesem solltest du weiterarbeiten. Vermeide bitte eine bewusste Interpretation: Alles, was zu tun ist, ist, etwas an der gezeigten Situation zu verbessern.

- Verändere etwas an dem, was du siehst, indem du bspw. darum bittest, dass das Gezeigte sich dir öffnet. Mache es größer, oder gib eine andere Farbe hinzu. Meist entsteht die Veränderung allein dadurch, dass du die Absicht dazu formulierst.

- Rede mit dem Symbol, stelle Fragen, und lausche den Antworten!

- Frage danach, was du tun kannst und was das Gezeigte von dir will. Welche Botschaft hat es für dich? Mache bitte alles, was gewünscht wird, und verlasse dieses Bild erst, wenn alles getan ist, wenn alle Veränderungen geschehen sind und wenn es sich für dich und dein Symbol gut anfühlt.

Vielleicht möchtest du weniger mit einem Problemsymbol arbeiten, sondern lieber gleich einen gewünschten Endzustand ins Spiel bringen? Ein möglicher Endzustand wäre z. B. eine Situation, in der dein Problem gelöst ist und du dich wieder gut fühlst, keine Beschwerden mehr hast usw. Dazu entspanne dich wieder. Verbinde dich auf deine Weise mit deiner inneren Kraft, indem du bspw. meditierst, bewusst auf deine Atmung achtest oder einfach nur deine Augen schließt. Formuliere deinen gewünschten

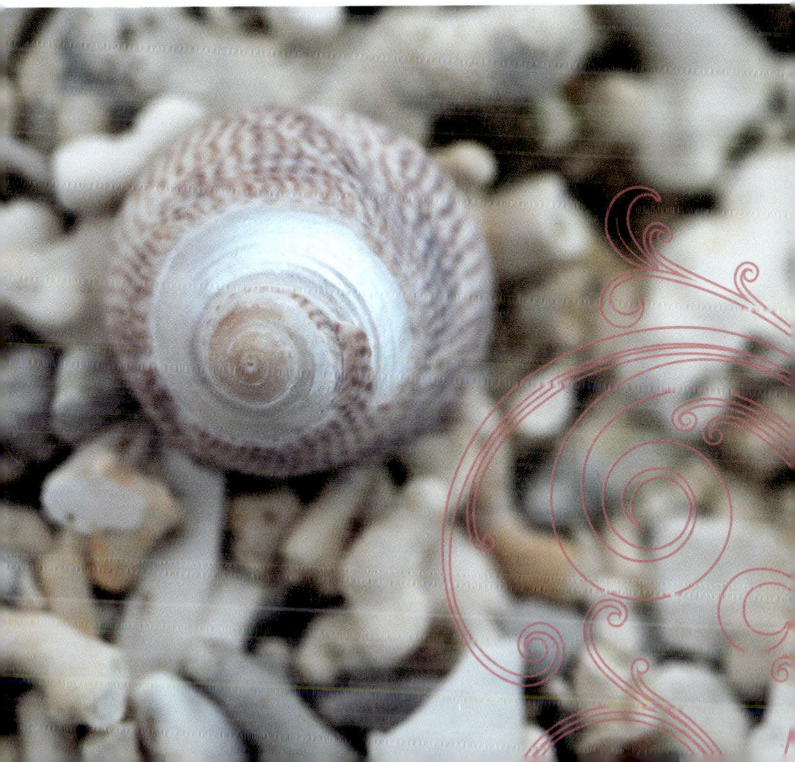

Endzustand. Wie soll dieser für dich sein? Was möchtest du genau? Stelle dir die Lösung deines Problems oder die ersehnte neue Fähigkeit so intensiv vor wie möglich: Fühle es, höre es, sieh es!

Mache etwas, was deinen Traum im Außen verstärkt: Vielleicht magst du dir für deinen Alltag eine Erinnerungshilfe erschaffen? Dies kann ein von dir selbst gemaltes Bild deiner letzten Gartenreise sein oder ein Gegenstand, den du dir in der realen Welt suchst und der symbolisch für die Fähigkeit steht, die du im Garten neu gewonnen hast. Oder du wählst etwas, was du heute im Hier und Jetzt heilen möchtest und verbindest dein äußeres Symbol mit einem positiven Gefühl, mit einer Bewegung, einer Berührung, einem Lied oder einer Affirmation. Freue dich, tue so, als sei es bereits Teil deiner Realität. Je mehr Sinne du einsetzt, desto wirksamer wird dein Traumsymbol werden!

Entspannung

Natürlich kannst du deinen Garten auch für eine kurze Entspannungspause, für eine Art »Mini-Urlaub« vom Alltag gebrauchen. Nutze ihn als deinen Kraftort! Dies ist ohne große Vorbereitung möglich. Nimm einfach einen tiefen Atemzug, und lasse deinen Garten erscheinen. Begib dich an deinen Kraftort: Vielleicht ist dort ein kleiner Teich, an dem du dich ausruhen möchtest und in den du deine Füße halten kannst, oder du legst dich in eine Hängematte und schaust hinaus aufs Meer! Wenn du dich entspannt genug fühlst, atme noch einmal langsam tief ein und aus, und kehre zurück ins Hier und Jetzt. Der Tag und deine Arbeit können nun weitergehen!

Begegnungen mit Helfern

Neben Engeln oder Krafttieren, die du als hilfreiche Wesen an deine Seite bitten kannst, versuche doch einmal, deine Intuition oder deinen inneren Heiler zu besuchen. Sie alle findest du in deinem inneren Garten, in der Mitte deiner Persönlichkeit. Dazu begibst du dich wieder in deinen inneren Garten, diesmal aber mit der Absicht, deinem inneren Heiler zu begegnen. Dieser innere Helfer erscheint dir ebenfalls als ein von dir geschaffenes Symbole.

Du könntest auch um ein Symbol für deine innere Stärke oder für deine anderen Eigenschaften und Fähigkeiten bitten. Frage doch einmal, wie es im Moment um deine Selbstliebe steht oder was du heute für dein Selbstbewusstsein tun kannst.

Häufig bekommen Klienten einen tierischen Helfer zur Seite gestellt, der vor dem Garten auf sie wartet. Meist steht dieses Tier symbolisch sehr treffend für die Ressourcen oder Fähigkeiten, die bei der Lösung des jeweiligen Problems nützlich sein können.

So verkörperte einmal eine Katze Unabhängigkeit und Genussfähigkeit, ein Fuchs Intelligenz und ein Schwan die innere Schönheit und das Selbstbewusstsein. Ein Delfin war einmal ein Symbol für die Leichtigkeit und ein Bär für die innere Stärke einer Person.

Katharina und die Katze

Katharina wollte in ihrem Leben nichts allein unternehmen und suchte immer die Gesellschaft ihrer Mitmenschen. Sie packte sich ihre Wochenenden voll und klagte anschließend über den Stress. Ständig fühlte sie sich fremdbestimmt und konnte sich auf keine Situation einlassen, da sie schon ihre nächsten Verabredungen plante und organisierte. Bei einer geführten Reise in ihren Heilraum erschien ihr nun eine Katze. Eigentlich mochte sie keine Katzen, begann sie aber in ihrer Bilderwelt zu streicheln und erlaubte es ihr sogar, auf ihren Schoß zu springen. Durch die Katze wurde sie nun an ihre Unabhängigkeit und Genussfähigkeit erinnert.

Josef und der Fuchs

Josef fiel es schwer, sich zu entscheiden. Konkret quälte ihn die Angst, den falschen Weg bzgl. einer Arbeitsstelle einzuschlagen. Am Eingang seines inneren Gartens sah Josef dann einen Fuchs stehen. Dieser lehrte ihn, Vertrauen in die eigene Wahrnehmung, in das eigene Gefühl bei seiner anstehenden Entscheidung zu haben. Als Symbol zeigten sich ihm zwei geöffnete Türen, von denen der Fuchs in eine vorausging. Für Josef war die Entscheidung danach völlig klar und eindeutig.

Monika und die Pflanze

Monika, eine Frau Anfang fünfzig, litt unter nächtlichen Angstzuständen. Sie hatte stets das innere Bedürfnis, wegzulaufen, und lief so die ganze Nacht in der Wohnung umher. Als sie lernte, in ihrem symbolischen Garten genau hinzusehen, nahm sie eine Ranke wahr, die versuchte, ihre Beine zu erreichen. Monika drehte sich um und schrie die Pflanze an. Sie fragte sie, warum sie ihr folge und was sie von ihr wolle. Die Antwort kam sofort: Sie wollte von ihr gesehen und beachtet werden. Monika baute in ihren Gedanken nun einen Rosenbogen, ließ die Pflanze dort klettern und düngte sie. Mit diesem Bild stellte sich eine deutliche Entspannung ein. Sie besucht dieses Bild auch heute noch, fragt, ob sie etwas für die Pflanze tun kann, schneidet zu lange oder zu trockene Triebe ab. Die Pflanze hat mittlerweile eine gelbe Blüte und fühlt sich auf dem Rosenbogen sehr wohl. Nach eigenen Aussagen sind Monikas Attacken mittlerweile fast ganz verschwunden und treten – wenn überhaupt – nur noch sehr schwach auf. Sie kommt ohne Schlaf- und Beruhigungsmittel aus.

Louise und die Heilerin

In einem Workshop besuchte eine ältere Dame ihre innere Heilerin. Sie sah sich selbst in Gestalt einer weisen, alten Frau aus einem Baum heraustreten. Die Heilerin zeigte der Dame ein Symbol für ihr aktuelles Leben: Es war ein altes morsches Rad aus Holz, welches auf dem Boden vor ihr lag. Anschließend verwies die Heilerin sie auf das gleiche Rad am Himmel, welches aus Licht und Strahlen bestand. Beide Räder drehten sich. Die Dame fragte, wie sich die beiden Räder verbinden könnten. Dies geschah dann von ganz allein: Von dem Lichtrad am Himmel ging eine Strahlenspur nach unten, umschloss das Holzrad und führte wieder nach oben. Der alten Dame wurde klar, dass sie ihr Licht, ihr Strahlen vergessen hatte. Durch das Zusammenführen der beiden Räder war das Licht wieder in ihr Leben gekommen.

Allein die Erkenntnis darüber, welche Fähigkeit das jeweilige Wesen symbolisiert, lässt uns diese in uns schlummernde Ressource erkennen und wiederentdecken. Oft wurde sie nur vergessen oder nicht genutzt, obwohl sie immer vorhanden war. Alles, was du brauchst, ist in dir!

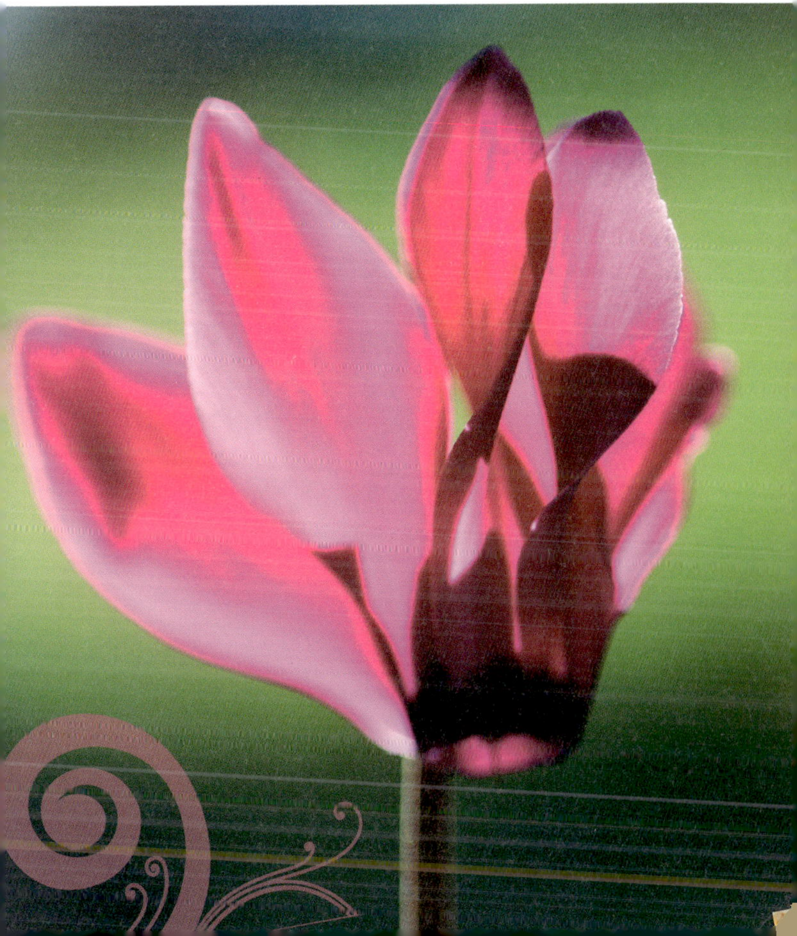

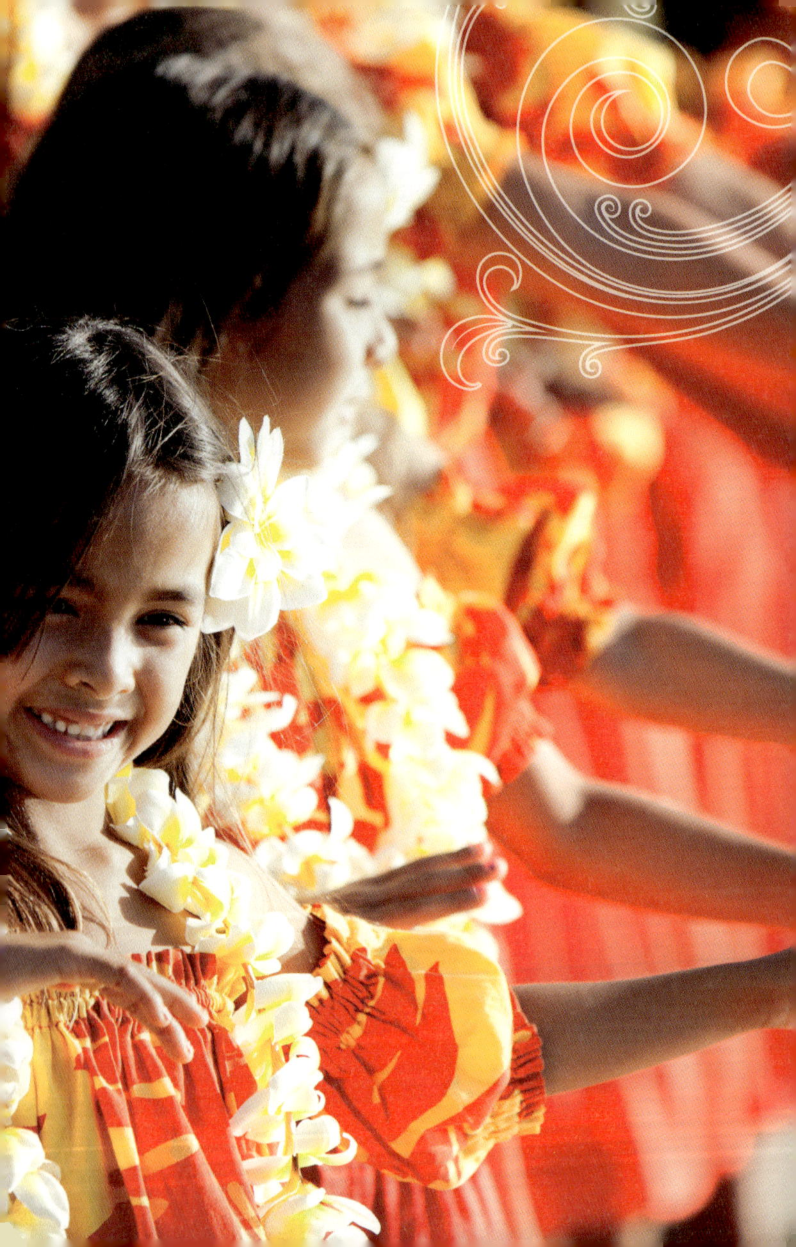

Äußere Traumsprache: Rede mit deiner Umgebung

KUKULU KA 'IKE I KA OPUA.
Achte auf die Zeichen in den Wolken.

Wenn du erst einmal anfängst, auf die Zeichen des Lebens zu achten, wirst du sie überall entdecken – denn nicht nur unser Ku übermittelt uns Botschaften, nein, auch das Leben, unsere Umgebung gibt uns ständig Hinweise in Form von Symbolen. Achte also darauf, ob dir ein bestimmtes Thema immer wieder begegnet. Nicht immer ist es leicht, die Zeichen des Lebens zu deuten.

Synchronizitäten – das Salz in der Suppe

Synchronizitäten[5] sind das Salz in der Suppe des Lebens, da sie unser Dasein spannender und interessanter machen. Eine Synchronizität ist das Zusammentreffen von zwei bedeutungsverwandten Ereignissen, das, was wir landläufig als »Zufall mit Sinn« bezeichnen. Sie sind ein Zeichen des Lebens im Außen, ein Symbol für einen wich-

5 Mehr über Synchronizitäten, Omen und Orakeln in: Oliver Driver: »Synchronicity Healing«.

tigen Hinweis. Es gibt keine rationale Erklärung für diese Zusammentreffen, aber dennoch scheint mehr dahinterzustecken. Synchronizitäten sind ein Kommentar von Kane, deinem höheren Selbst. Sie sind eine Brücke zwischen Materie und Geist. Sie sind eigentlich alles, was dir begegnet, denn alles hat eine Botschaft: die roten Ampeln auf dem Weg zur Arbeit, die dich ständig kreuzenden und langsam fahrenden Autos … Botschaften sind überall, du musst sie nur lesen können!

Wenn du eine Frage hast, die mit »Ja« oder »Nein« beantwortet werden kann, dann stelle die Frage im Außen, sprich sie laut aus, und schicke sie los in die Welt der Spirits. Warte anschließend ab und sei offen für die Antworten: Vielleicht schlägst du ein Buch an genau der richtigen Stelle auf, hörst einen Bericht im Fernsehen, entdeckst einen bestimmten Zeitungsartikel, siehst eine Werbung auf einem vorbeifahrenden Bus … die Antwort kann dir auf jede nur erdenkliche Art und Weise erscheinen.

Übung: Verbindung aufnehmen

Durch die bewusste Verbindung mit anderen Lebewesen – ja, sogar mit Steinen – können wir wichtige Hinweise und Botschaften erhalten. Im Huna existiert dafür der Begriff »Kulike«. Serge Kahili King beschreibt es als das symbolische Annehmen und Imitieren eines Musters aus der Umgebung, um Informationen zu erhalten und heilen zu können. Es ist eine Form der gegenständlichen Meditation:

Während dieser Konzentration in einer ruhigen positiven Erwartungshaltung verbinden sich die Energiemuster der beiden Gegenüber. Es entsteht ein Flow, in dem neue Ideen und Antworten enthalten sind. Plötzlich sind wir offen und hören, sehen, fühlen eine Vielzahl von Ideen oder Antworten auf unsere Fragen. Alles, was wir tun müssen, ist, unsere Absicht zu erklären, uns dem Gegenüber liebevoll zuzuwenden und dann einfach da und bereit für die Antworten zu sein, die wir erhalten.

Gehe in die Natur, suche dir einen Stein oder einen Baum. Wähle etwas aus, das sich dir deutlich zeigt – vertraue auf dein Ku: Es wird dich zuverlässig dorthin führen, wo du deine Antwort erhalten kannst.

Stelle nun deinem erwählten Kommunikationspartner deine Frage. Schaue ihn dir genau an: Wie ist seine Oberfläche beschaffen? Gibt es Risse? Ist sie rau oder glatt? Wie ist die Form? Wie fühlt es sich an, wenn du den Stein in der Hand hältst oder die Baumrinde mit deinen Händen berührst? Ist der Baum gesund? Empfindest du den Stein nach einer Weile als Fremdkörper in deiner Hand? Vielleicht bemerkst du plötzlich Spitzen im Stein, die dich piksen? Dann solltest du dein Anliegen noch einmal überdenken. Oder liegt der Stein glatt in deiner Hand, und alles ist gut?

All dies könnten Antworten auf deine Frage sein!

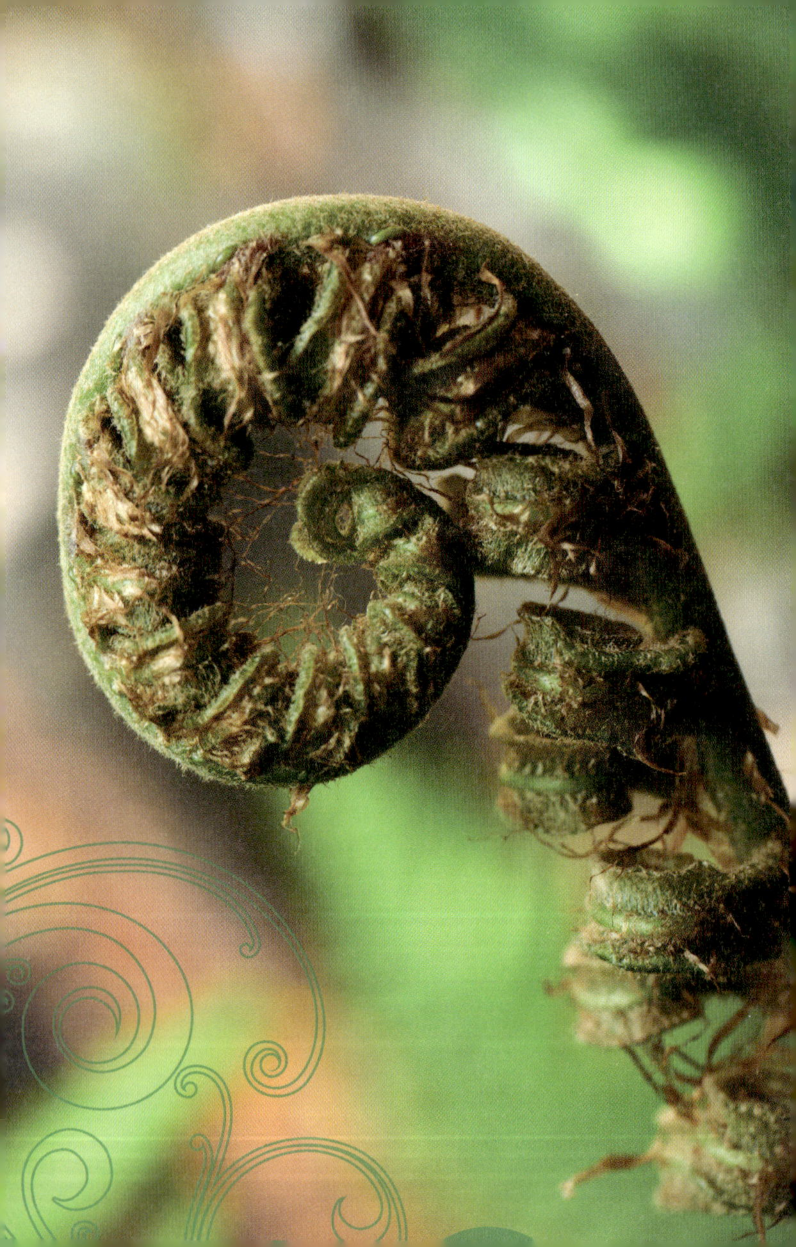

Traumwelt

I KANANA NO 'OE KE MALAMA I KE KANAKA.

Sorge für dich,
indem du für die sorgst,
die für dich sorgen.

Wenn alles, wie die Schamanen sagen, nur ein Traum ist, dann liegt es an uns, unseren Traum neu zu träumen, damit die Erde für alle ein bisschen lebens- und liebenswerter werden kann. Denn wie in der alten vedischen Sage vom Netz des Indras (dem Weltenschöpfer) sind wir alle, die gesamte Schöpfung, als Edelsteine in einem Netz miteinander verbunden. Bewegt sich ein Edelstein, so ändert er seine Farbe, glitzert anders, und dadurch verändert sich das ganze Netz.

Und genauso ist es mit unseren Träumen: Konnten wir unseren inneren Garten aufräumen, ihn harmonisch gestalten und dort einen friedlichen Platz schaffen, dann kommen täglich immer mehr Menschen in unsere Liebe und unseren Frieden, und so haben wir dann nicht nur unser Inneres verändert, sondern vor allem unser äußeres Glitzern.

Übung: Weites Licht

Diese wunderschöne kleine Übung stammt ebenfalls aus Hawaii und nennt sich »Weites Licht« (»La´akea«). Zünde dafür zunächst eine Kerze an, und stelle dir vor, dass genau so ein Licht in deinem Inneren brennt.

Sieh genau hin: Wo befindet es sich? Wie stark leuchtet es heute? Vielleicht spürst du es als kleines warmes Licht in deinem Herzen?

Lasse dieses Licht sich nun in dir ausbreiten, bis du wundervoll sanft strahlst! Mit jedem Atemzug kannst du es ausdehnen, sodass es über dich hinausreicht, immer weiter und weiter. Wenn du magst, gib deinem Licht eine Farbe, ein Muster oder einen Klang, der zu deiner aktuellen Stimmung passt. Du kannst deinem Licht auch Befehle geben. Erinnere dich: Alles lebt, kommuniziert und gibt Antworten! Bitte es doch einmal, deinen heutigen Tag zu harmonisieren, und schaue dann später am Abend auf das Ergebnis.

Dieses Licht ist die Anbindung an deine Kraft im Inneren, an dein »Mana«. Es strahlt dorthin, wohin du deine Aufmerksamkeit richtest. Dein Ku wird alles tun, damit du neue, angenehme Erfahrungen erleben kannst – doch es liegt an dir, diese einzufordern. Gib einen Befehl an dein Licht, körperliche, emotionale oder schwierige Beziehungen zu harmonisieren.

Werde zu einem Edelstein des Alltags, und hinterlasse kleine Symbole der Liebe, z. B. indem du einen

noch nicht abgelaufenen Parkschein liegen lässt, du freiwillig die Straße vor dem Haus deiner Nachbarn fegst oder einfach ein Lächeln verschenkst! Oder, indem du deine Einkaufstüten mehrmals benutzt und so Müll vermeidest oder dein Auto ab und zu stehen lässt. Sei offen für die Gelegenheiten, deinen Edelstein zum Glitzern zu bringen! Es ist herrlich, dies zu fühlen! Du wirst es sehen!
Damit teilst du mit allem, was ist, die Schwingungen der Liebe, die wahre Bedeutung des hawaiianischen Wortes »Aloha«. Dies ist nicht nur wunderbar für dein Umfeld, sondern eine der wirksamsten Arten, dich selbst zu heilen.

Übung: Steine der Liebe

Wie wäre es, wenn du dir für jeden Tag vornimmst, auf einen einzelnen Aspekt des Lebens besonders achtzugeben?
Nimm dir dafür eine Handvoll flache Flusskiesel, die etwa fünf bis acht Zentimeter groß sind. Lege die Steine der Reihe nach in deine Hand, und fühle, welche Eigenschaft zum jeweiligen Stein passt. Mit Ölfarbe schreibst du diese Eigenschaft nun auf den Stein. Vielleicht verzierst du ihn noch mit kleinen Symbolen oder Bildern. Deiner Kreativität sind keine Grenzen gesetzt! Wenn du möchtest, kannst du die Steine noch mit Klarlack überziehen.

Jeder »Stein der Liebe« steht für einen bestimmten Wert oder ein bestimmtes Bedürfnis, und du kannst täglich auswählen, welchen Stein du bei dir tragen möchtest – oder du lässt das Schicksal entscheiden, indem du blind einen Stein ergreifst. Nimm den Stein, stecke ihn in die Hosentasche, und achte für diesen Tag darauf, dass du den Wert, der auf dem Stein geschrieben steht, lebst. Tue in seinem Sinne etwas für die Menschen, denen du begegnest. Hier sind einige Beispiele für Eigenschaften, die du auf die Steine schreiben und nach Lust und Laune verändern kannst:

Liebe	Freude
Achtsamkeit	Entspannung
Geduld	Harmonie
Reinheit	Inspiration
Klarheit	Kontaktfreudigkeit
Demut	Kreativität
Stärke	Mitgefühl
Erneuerung	Ruhe
Weisheit	Respekt
Mut	Spiritualität
Vertrauen	Zärtlichkeit
Toleranz	Muße
Würde	Beweglichkeit

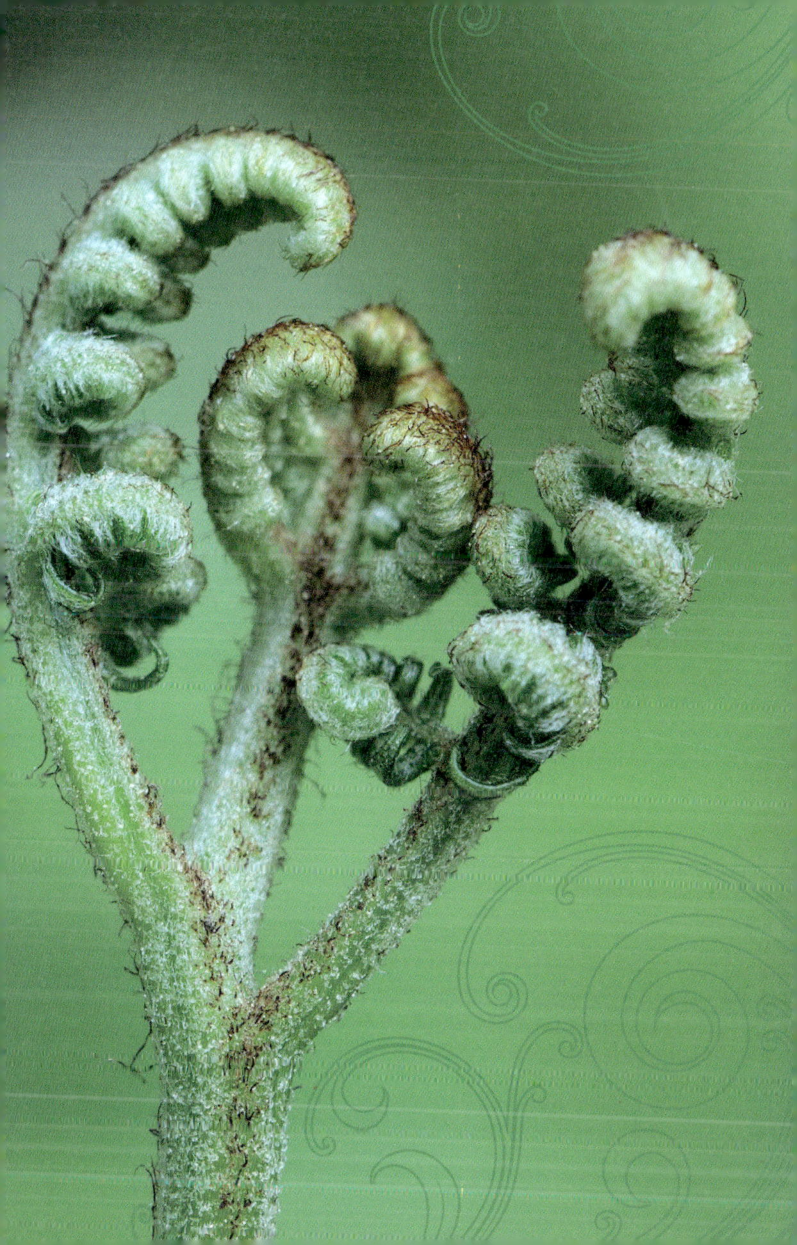

Aloha!

HE 'OLINA LEO KA KE ALOHA.
Die Stimme der Liebe spricht mit Freude.

Lassen wir am Ende noch einmal dein Ku zu dir sprechen:

»Du hast nun gelernt, dass all deine Erfahrungen und Erinnerungen durch dein Erleben zu Erfahrungen und Erinnerungen der anderen, der Gemeinschaft werden. Was du und ich zusammen gespeichert haben, wird auf einer anderen Ebene ebenfalls gespeichert und geht in das kollektive Gedächtnis über.
Ich, dein Ku, bin gern bereit, dazu beizutragen, dass deine Erlebnisse, Emotionen und Handlungsmuster freudvolle Alternativen für alle Menschen werden können. Es wäre schön, wenn du und damit deine Mitmenschen begreifen würden, dass jede Situation, die euch begegnet, ein Lehrer für euch ist. Sie soll euch etwas über euch selbst mitteilen.
Ich schlage dir daher vor, deine Grundeinstellung, von anderen Menschen getrennt zu sein, aufzuge-

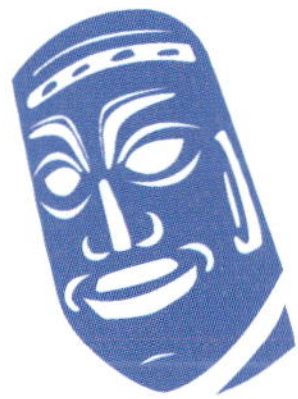

ben und z. B. morgen früh bei deiner ersten Begegnung mit deinem Chef zu denken: »Du bist ein Gewinn für mich!«, und dich zu fragen, was du an ihm schätzt und was ihr heute teilen könntet. Schaue auf eure Gemeinsamkeiten und nicht auf das, was euch scheinbar unterscheidet! Sein Ku wird es verstehen und dir danken.

Jeder Gedanke, jedes Wort ist eine Schwingung, die das universelle Netz in Bewegung setzt. Du entscheidest, was du in dieses Netz gibst, du hast die Wahl, wie es sich bewegen soll!

Mögen sich alle Menschen künftig mit einer offenen wertschätzenden Wahrnehmung dort begegnen, wo sie im Kern alle eins sind! Genau dies wird unseren gemeinsamen Traum verändern!«

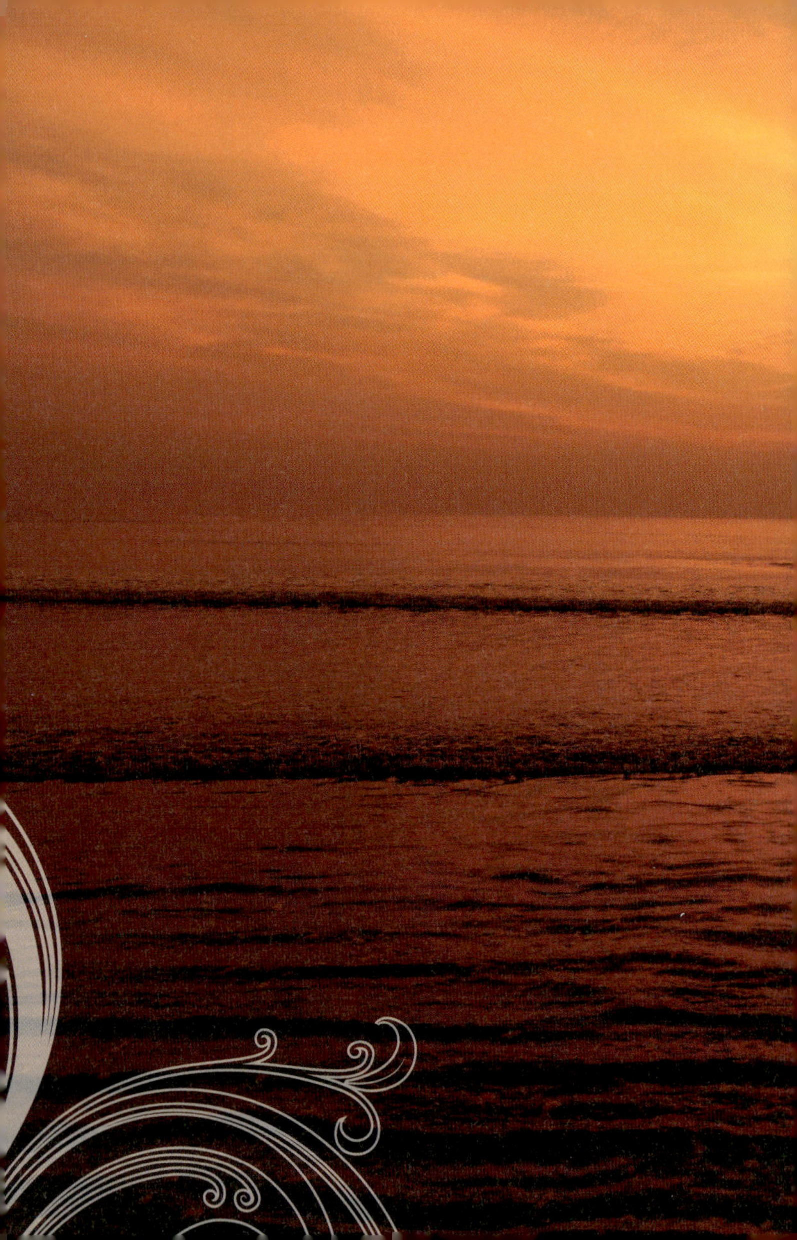

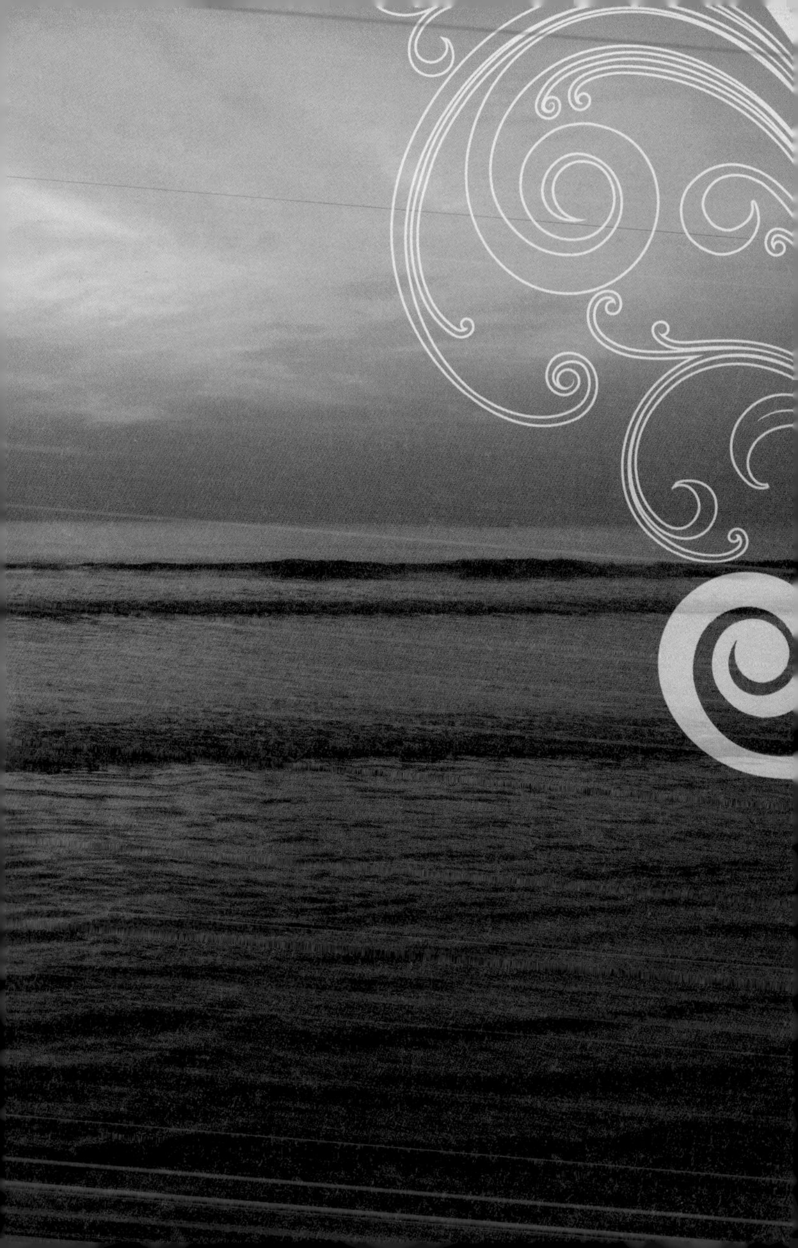

Literatur

Angaangaq; Babel, Angela: »Schamanische Weisheit für ein glückliches Leben: 21 kleine Zeremonien für den Alltag«. GU, München 2012.

Chobot, Manfred: »Maui fängt die Sonne: Mythen aus Hawaii«. Deuticke, Wien 2001.

Devillard, Anne: »Heilung aus der Mitte. Werde der, der du bist«. Driediger, Wien 2009.

Driver, Oliver: »Selbstheilungspraxis – der schamanische Weg«. Schirner, Darmstadt 2010.

Driver, Oliver: »Mentaltraining der Schamanen«, CD. Schirner, Darmstadt 2011.

Freedom Long, Max: »Kahuna Magie – Das Wissen um eine weise Lebensführung«. Schirner, Darmstadt 2013.

Freedom Long, Max: »Geheimes Wissen hinter Wundern – Die Entdeckung der HUNA-Lehre«. Schirner, Darmstadt 2013.

Freedom Long, Max: »Selbstsuggestion und Huna-Gebet«. Schirner, Darmstadt 2004.

Ingerman, Sandra: »Heilung für Mutter Erde: Wie wir uns und unsere Umwelt verwandeln können«. Arkana, München 2011.

Jaffé, Aniela: »Bildende Kunst als Symbol«, in: Jung, C. G: »Der Mensch und seine Symbole«. Walter, Olten 1991.

Kahili King, Serge: »Der Stadtschamane. Ein Handbuch der Transformation durch Huna, das Urwissen der hawaiianischen Schamanen«. Lüchow, Stuttgart 2001.

Kahili King, Serge: »Instant Healing jetzt! Ganzheitliche Methoden, um sich schnell von Schmerz und Leid zu befreien«. Lüchow, Stuttgart 2001.

Kahili King, Serge: »Weisheiten aus Hawaii. HUNA – die praktische Lebensphilosophie«. Lüchow, Stuttgart 2003.

Kahili King, Serge: »Begegnung mit dem verborgenen Ich: Ein Arbeitsbuch zur Huna-Magie«. Aurum, Bielefeld 2010.

Kahili King, Serge: »Schamanische Kräfte und Sinne: Als Stadt-Schamane die Wirklichkeit verändern«. Lüchow, Stuttgart 2008.

Pearsall, Paul Ka'ikena: »Aloha, die Lust am Leben«. Bauer, Freiburg 2000.

Pearsall, Paul Ka'ikena: »The Pleasure Prescription: A New Way to Well-Being: To Love, to Work, to Play – Life in the Balance«. Hunter House, Alameda 1997.

Provenzano, Renata. »A little Book of Aloha«. Mutual Publiching, Honolulu 2005.

Ruland, Jeanne: »Aloha – Gelebte Liebe und hawaiianische Huna-Philosophie«. Schirner, Darmstadt 2011.

Über die Autoren

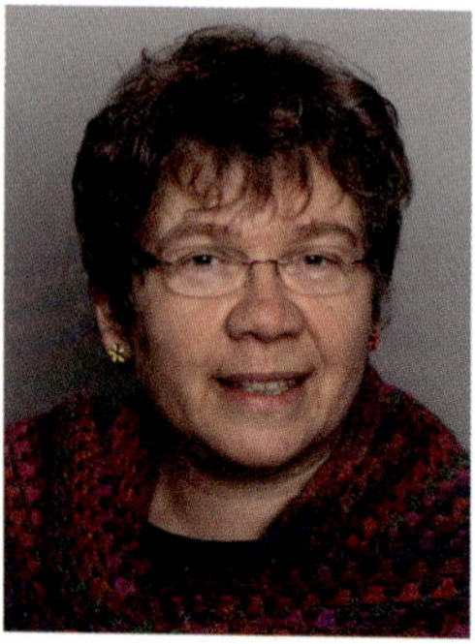

Radegundis Grüneberg ist Heilpraktikerin und Schamanin. Bereits seit vielen Jahren studiert sie hawaiianische Heilweisen bei verschiedenen Lehrern im In- und Ausland. Huna ist so zu ihrer eigenen Lebensphilosophie geworden.

In Workshops, Seminaren und fortlaufenden Gruppen unterrichtet sie die hawaiianische Huna-Philosophie und gibt ihre Kenntnisse und Erfahrungen an die Menschen weiter. In ihrer Heilpraxis verbindet sie das Wissen der klassischen Homöopathie mit den Heilweisen aus den Huna-Lehren. Sie behandelt sowohl Menschen als auch Tiere.

www.lamaluhia.de

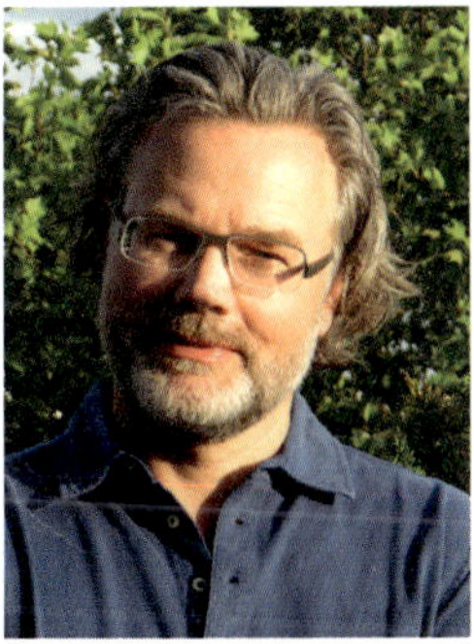

Oliver Driver ist Schamane in der Tradition Alberto Villoldos und Serge Kahili Kings, Coach, Organisationsberater und Autor und besitzt eine eigene Praxis in Köln. Bevor ihn 2002 eine gesundheitliche Krise traf, arbeitete er als Bauingenieur und Führungskraft in der Immobilienwirtschaft.

Heute gibt er sein Wissen als spiritueller Lehrer in schamanischen Ausbildungen, auf spirituellen Reisen und in Workshops weiter. Er arbeitet sowohl in der Tradition der Qero-Schamanen Perus, den letzten Hütern des alten Wissens der Inka, als auch auf Basis der Huna-Philosophie Hawaiis sowie des zentralasiatischen Wissens. Nach einer Begegnung mit den Kogi startet er gerade ein neues Projekt: www.kalashe.com: »Bemerkenswerter Kaffee von besonderen Menschen«.

www.oliver-driver.de

Bildnachweis

S. 8/9, 16, 18, 21, 32, 35, 39, 41, 42, 49, 50, 56, 65, 67, 76, 85, 91, 96, 101, 104/105, 111: © Gerhard Grüneberg

Danke, Mahalo
Ein besonderes Dankeschön möchten wir Gerhard Grüneberg für die Bereitstellung seiner wundervollen Fotos aussprechen. Durch seine mit viel Liebe ausgewählten Blickwinkel bringt er uns und dem Leser die großen und kleinen Schönheiten der Natur näher.

Bilder von der Bilddatenbank shutterstock.com:
Schmuckelemente: Schnörkel: # 79597354, © Mikhail Bakunovich; hawaiianische Motive: # 126571379 und # 127402808, © Viktoria
S. 10: # 165641630, © Willyam Bradberry
S. 25: # 128500841, © Micha Rosenwirth
S. 26: # 22072765, © Eva Browning
S. 36: # 124772626, © Radoslaw Lecyk
S. 55: # 104874395, © bierchen
S. 68: # 103329983, © Galyna Andrushko
S. 79: # 128701034, © Maridav
S. 92: # 125266475, © Deborah Kolb